家森家の健康長寿弁当

家森家では毎日欠かさず、昼食に健康長寿弁当を手作りしている
(中身の詳細は 22、23、175 ページ参照)

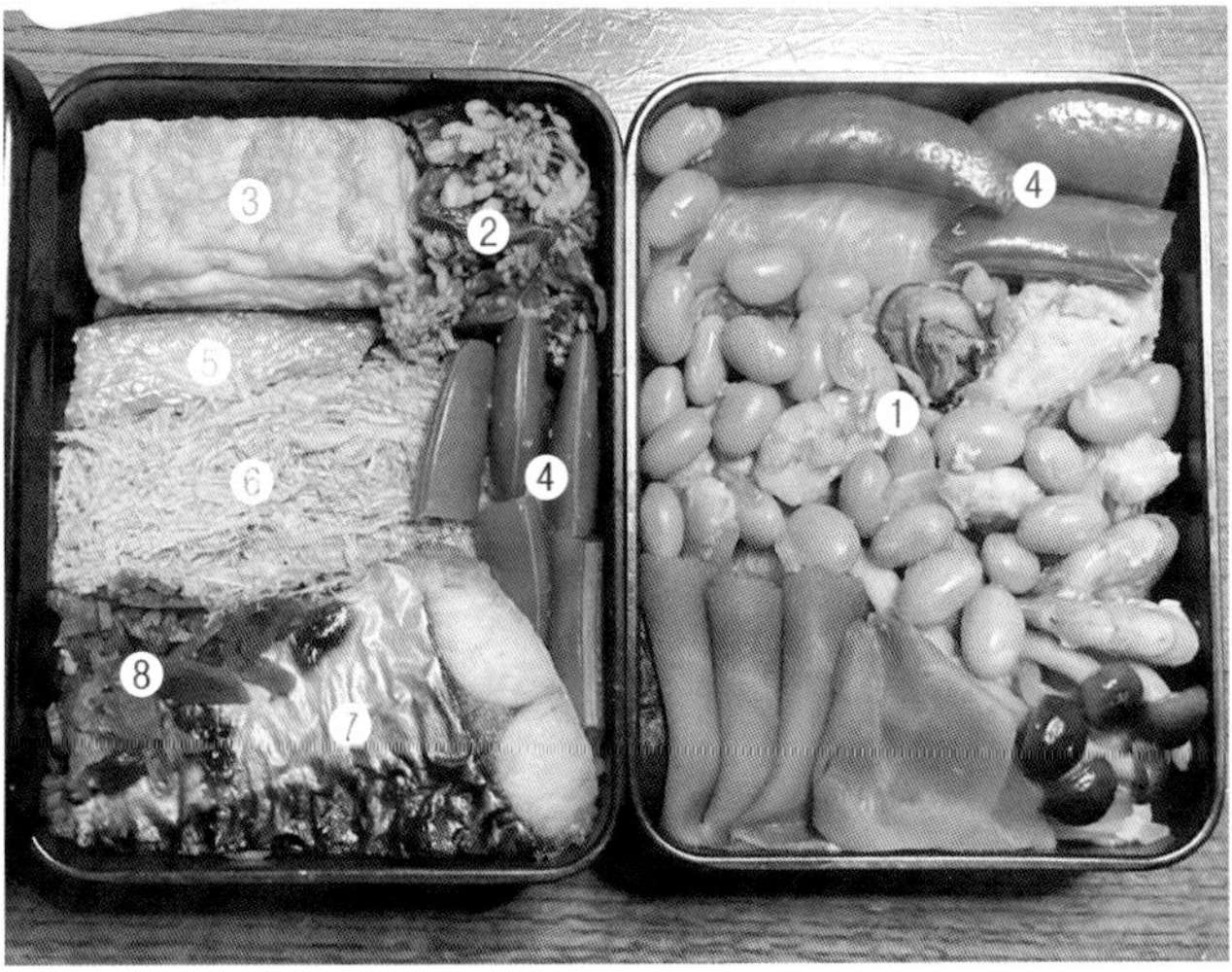

❶大豆、カキ、エビ、鶏肉手羽元、キャベツ、にんじん、しめじを、厚鍋で全て一緒に蒸したもの（味つけは魚介類それ自体の持つ塩分のみ） ❷菜の花のおひたし ❸卵焼き ❹スナップエンドウ ❺鮭の焼き物 ❻玄米にすりごまを振りかけ、とろろ昆布をかぶせたもの ❼サバの焼き物 ❽れんこんとごぼうのきんぴら

1週間メニュー

平日の出勤日はお弁当を持っていき、休日はお弁当ではないが、自宅で同様の内容の健康長寿食を食べる

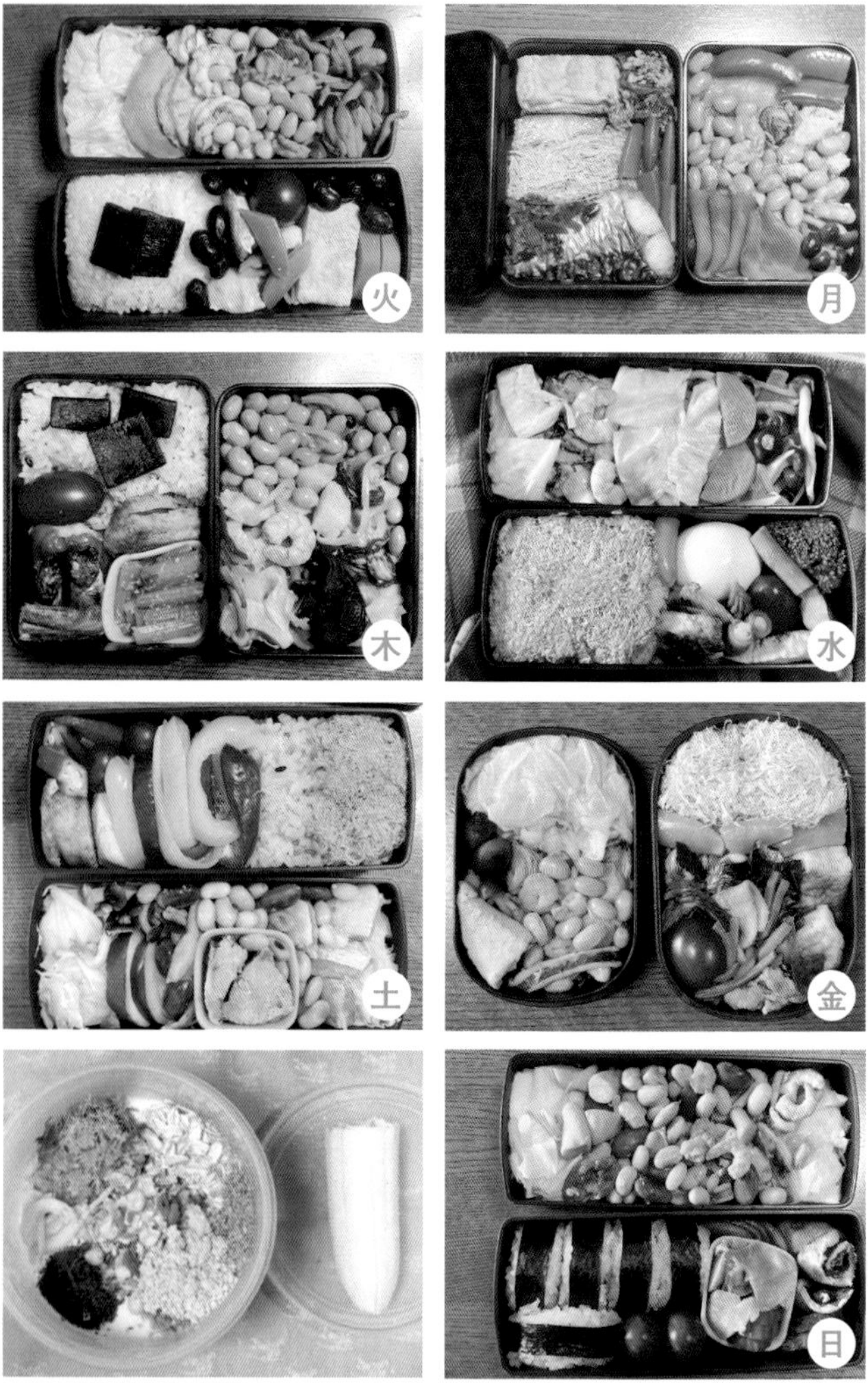

家森先生が毎朝食べている具沢山の健康長寿ヨーグルト
（中身の詳細は 22、134、217 ページ参照）

80代現役医師夫婦の賢食術

家森幸男

文春新書

1412

はじめに

私はこれまで、約四〇年にわたって世界二五か国六一の長寿地域・短命地域を訪れ、その土地の人が食べているものを調べることで、食と健康・長寿の関係を研究してきました。

都市部から世界の秘境と言われるような地域まで、その土地の方が実際に食べたものをまる一日の尿から調べ、健診をして健康状態を知ることで、長寿地域・短命地域の人が「何をどのように食べているのか、または食べていないのか」を客観的に調査し、科学的に分析を続けてきました。

その結果「健康寿命は食べ物によって延ばせる」ということや、「世界最高の健康長寿食とはどういうものなのか」が明らかになってきました。

私自身、現在八五歳ですが、研究の結果明らかになった「世界最高の健康長寿食」を日々実践しているためか、元気に現役で研究を続けることができています。

コロナ禍前までは、自宅のある京都から兵庫県西宮市の武庫川女子大学まで毎日電車で出勤していました。講演や執筆活動も多くこなしています。

コロナで海外の現地調査には行けていませんが、現在も更年期障害の方が多いポーランドで日本食を食べていただいて、その予防の研究計画をしたり、京都大学が滋賀県長浜市で実施している長期の健診に協力し、栄養による認知症予防の研究などに取り組んでいます。

私と同じような食生活をしている妻も八一歳ですが、今も毎日開業医として働いており、健康診断でもどこも悪いところはありません。

「世界最高の健康長寿食」を実践すれば誰でも確実に、健康に長生きできる可能性があると私は確信しています。

80代現役医師夫婦の賢食術◎目次

第1章

世界の長寿・短命地域を研究して分かった驚くべきこと

現在、日本人の平均寿命は、男性八一・四七歳、女性八七・五七歳と、男女平均で世界一を誇っています。しかし、日常生活が制限されることなく元気に過ごせる「健康寿命」は、男性七二・六八歳、女性七五・三八歳と、意外に短いのが実情です。

平均寿命から健康寿命を引いた男性約九年、女性約一二年は、生きてはいても、寝たきりや認知症などになり、医療のお世話になっている方が多いということです。

何が日本人の健康寿命を短くしているのでしょうか？

その最大の原因は脳卒中です。

脳卒中は、脳の血管が詰まる脳梗塞、脳の中の細い血管が破れて出血する脳出血、脳の血管にできたこぶが破裂して出血するクモ膜下出血など脳の血管に起こる障害の総称で、日本人の死因としては第四位です。しかし、死に至らなくても、後遺症が残り、一生、寝たきりになることも多いのです。

また、認知症も健康寿命を短くする大きな原因ですが、脳卒中は認知症全体の二割を占める脳血管性認知症の原因にもなります。

他の寝たきりの原因としては、女性に多い骨粗しょう症も要注意です。転んで骨折したのを機に寝たきりになる方も多いからです。

せっかく長生きできるなら、最後まで健康で元気に生活したいのは、すべての人の願いでしょう。

実は、健康寿命を阻害する脳卒中や認知症、骨粗しょう症などと、食生活との関係が分かれば、誰でも自分で健康寿命を延ばすことができるようになるのです。

塩で死に絶えるラット

私が医者になった一九六〇年代は、脳卒中が日本人の死因の第一位でした。私の祖父母も脳卒中で亡くなりました。私はその脳卒中を減らしたいという志を持って、大学院で基礎医学の道に入りました。

医学の研究には動物実験が欠かせませんから、脳卒中の研究をするためには、「脳卒中を起こす動物」が必要です。そこで、まずは、「遺伝的に一〇〇％脳卒中を起こすラット」の開発に取り組みました。

当時、私の進んだ京都大学の病理学教室では、恩師の岡本耕造先生と青木久三先生が、高血圧のラットをかけあわせ、「一〇〇％高血圧になるラット」の開発に世界でほぼ初めて成功したばかりでした。

しかしそのラットは、高血圧にはなっても脳卒中にはならないのです。実は、不思議なことに、自然界では脳卒中を起こす動物は人間だけで、他の動物は脳卒中になりません。

そこで、高血圧ラットを三〇〇〇匹飼って一生を追跡し、死んだ時に脳に少しでも出血や梗塞が起きているラットを見つけたら、その子孫だけを残してかけあわせるという手法で、ついに「遺伝的に一〇〇％脳卒中を起こすラット」が誕生しました。これに一〇年の月日を費やしました。

この「脳卒中ラット」の開発によって、はじめて脳卒中の病変がどのようにして起こるのかの研究が可能になり、そのメカニズムが分かってきたのです。

さきほど、脳卒中は自然には人間でしか起こらないと申し上げましたが、その理由は、人間の脳だけが進化して細かな血管が複雑に枝分かれしているためです。

特に、元の血管の血流と逆向きの方向に枝分かれした「逆行性の血管」部分があると、「脳卒中ラット」でもその部分が脳卒中になりやすいことが分かってきました。

高血圧になると、逆行性の血管には血液が入って行きづらくなり、酸素や栄養が不足していきます。するとその部分に脳卒中が起こってくるのです。

つまり、脳卒中は血管の「栄養障害」の結果であることが分かったのです。

それまで血管病の大きな原因は、コレステロールが付着したり動脈硬化によるものだと考えられていましたが、それは心臓や脳の中でも太めの血管だけの話で、脳の奥の細い血管で起こる脳卒中の原因は血管の栄養障害であることが分かってきたのです。

それを受けて今度は、この「脳卒中ラット」を使い、どうしたらそれを予防できるのかの実験に取り組みました。

まず脳卒中ラットを、一％の食塩水を与え続けるグループと与えないグループに分けたところ、「食塩水グループ」は次々と脳卒中を起こして一〇〇日以内に全滅しました。一％というとお味噌汁程度の塩分ですが、それでも差は歴然でした。

ところが、「食塩水グループ」のラットでも、血管を強くすると考えられる、大豆や魚のたんぱく質を多く与えると、なんと寿命は倍に延びたのです。ここにカルシウムを加えるとさらに倍になり、マグネシウムを加えると食塩水だけのグループの約五倍の寿命になりました。

少なくともラットでは、「食べ物で脳卒中を予防し寿命を延ばすことができる」という事実が明らかになったのです。

ＷＨＯが認めてくれた

その研究成果を一九八二年のＷＨＯ（世界保健機関）の専門委員会で報告するとともに、今度は人間でもその関係を調査したいと思い、「栄養と健康の関係に関する世界調査」の必要性を提言しました。世界にはさまざまな長寿地域や短命地域がありますが、そこで食べられているものを調べることで、食と寿命の関係を明らかにしたいと思ったのです。

幸いなことに、当時のＷＨＯの事務局長が研究の必要性は認めてくれたものの、「研究費として一〇〇万ドルを日本で集める」という条件を出されました。当時は一ドルが二八〇円で、換算すると二億八〇〇〇万円という途方もない額です。

そこで、私は日本中を講演して回り、世界の食と健康の関係を調べることによって健康寿命を延ばす研究の必要性を訴えました。結果として二年間で、なんと三〇万人もの方が、おひとり五〇〇円くらいの寄付に応じてくださいました。

さらに、円高のためにその後一ドルが一五〇円になるという幸運にも恵まれ、無事、総額約一〇一万ドル（約一億五一八〇万円）をＷＨＯに寄付しました。

こうして、一九八五年から、世界五大陸六一の地域をカバーする、食と健康に関する壮大な研究が始まったのです。

「食と健康の関係を調査する」と言葉でいうのは簡単ですが、それを科学的な裏付けのあるものにするのは大変です。私たちが最も苦労したのは、世界の人々が摂《と》っている栄養を、どうやって同じ「ものさし」で測るか、でした。

それまで、栄養調査は「この三日間で食べたものを挙げてください」など「聞き取り調査」が主でした。しかしそれはあくまで自己申告にすぎません。しかも、食品に入っている塩分などは見えませんから、正確に分からないわけです。

そこで目を付けたのが尿です。食べたものは必ず排泄されますから、尿を分析すれば摂った栄養が分かります。ただし、食べたものを分析するには、一回の尿ではなく、二四時間分の尿が必要になります。

毎日忙しく動いている方々に一日分の尿をためてくださいとお願いするわけですから、それが手軽にできる採尿器は必須です。

そこで二年間かけて開発したのが、ビールジョッキくらいの大きさの二重底の特別な採尿器です。中に排尿し、ボタンを押すとワンタッチで毎回の排尿量の四〇分の一の量だけがたまり、残りを捨てられます。

この採尿器のおかげでシルクロードの遊牧民からアフリカのマサイ族まで、様々なライフスタイルの人たちが一日に摂った栄養素を正確に分析できるようになったのです。

それから三〇年以上かけて、世界各地をめぐり、四八～五六歳の男女各約一〇〇人を地域ごとに選び、血圧測定や採血、尿の採取をしてきました。

政治的な問題で入国が制限されたり、健診に必要な機材が届かないなどのトラブルは日常茶飯事。

時には伝染病の恐怖と戦いながら健診を続けたり、文化の違う国の方々と折衝したり、様々なハードルを越えて、世界の長寿地域・短命地域に住む約一万四〇〇〇人の尿や血液のデータを集めました。

そのデータを細かく分析することによって、健康長寿と食の科学的な関係が、ようやくはっきりと分かってきたのです。

本書では、健康寿命を延ばす賢い食べ方の詳細を明らかにしていきますが、まず始めに、長寿・短命に大きな影響を与えると分かった四つの食品について、簡単にお話ししておきたいと思います。詳しくは、第４章以降で解説していきます。

決め手は四つの食品

まず第一に「塩」です。世界中のどの地域でも塩を多く摂る地域は短命で、少ない地域は長寿の傾向が見られました。

たとえば、中国のチベット自治区に住むチベット族は短命で知られ、突然死も多いのですが、彼らの尿から、一日平均一六グラムもの食塩を摂っていることが分かりました。主な原因は日常的に飲んでいる塩茶や、お茶に塩とバターを入れて作るバター茶です。

塩の摂りすぎは、高血圧を引き起こし、脳卒中の死亡率を高めますが、それだけでなく、心臓病、胃がん、骨粗しょう症の原因にもなります。

特にバター茶のように脂肪を塩と一緒に摂ると、脂肪の吸収も高める作用があり、動脈硬化や心筋梗塞（動脈硬化が進行し心臓の血管が詰まる病気）の原因にもなり、さらに寿命を縮めることになります。

塩を多く摂取する地域でも、塩の排出を進めるカリウムを多く含む野菜や果物、カルシウムやマグネシウムを含む食物を十分に摂っていると、塩の害を抑えられるのですが、短命地域ではこれらの栄養素は十分には摂られていませんでした。

逆に、長寿地域でよく摂られているのが、「魚介類」「大豆」「ヨーグルト」です。

まず、日本、中国の広州、ハワイのヒロなど、「魚介類」を多く食べる地域には長寿のところが多いのです。

魚介類には「タウリン」というアミノ酸の一種が多く含まれます。タウリンは、血圧を下げ、中性脂肪、コレステロールを減らし、ストレスを緩和し、脳卒中や心筋梗塞などのリスクを低くします。さらに魚食は肥満を防ぎ、糖尿病の予防にもよいので、まさに「長寿栄養素」と呼ぶにふさわしいものです。

魚介類にはタウリンのほか、血液をサラサラにして心筋梗塞をふせぐＤＨＡやＥＰＡなどのオメガ３脂肪酸、後述する重要な栄養素マグネシウムも多く含まれています。

もう一つの長寿食が「大豆」です。日本、中国の貴陽、ハワイのヒロなどの長寿地域で多く食べられています。世界では家畜の餌とされているところも多いのですが、実は、その健康効果は群を抜いています。

大豆の栄養素で有名なのが「イソフラボン」です。イソフラボンは心筋梗塞や動脈硬化、高血圧、糖尿病の予防に有効です。

また、女性の乳がん、男性の前立腺がんの予防に加えて、近年、イソフラボンの摂取が多い国では、あらゆるがんの死亡率が低い傾向も分かってきました。

さらには骨密度を高くする効果もあるので、骨粗しょう症も予防できます。

もう一つ、大豆の大きな利点が、長寿のための重要なミネラルである「マグネシウム」が豊富なことです。マグネシウムは体内の三〇〇以上の生命反応に関係し、体を整えています。さらに、高血圧、動脈硬化、肥満、糖尿病の予防効果があります。また、マグネシウムは、塩の排出を進め、害を消す働きももっています。

そして、鍵となる四つ目の食品が「ヨーグルト」です。ヨーグルトにはカリウムやマグネシウム、カルシウムが含まれており、塩の害を抑え、腸の働きを助け、免疫力を上げることが分かっています。また、ヨーグルトと他の食べ物を一緒に摂ると、血糖値の上昇が緩やかになるため、糖尿病の予防にもよいと考えられています。

「令和食」の効果は？

すでにお気づきの読者も多いかと思いますが、長寿食材である「魚介類」と「大豆」というのは、日本人に非常に親しみのある食材です。

実際に世界中の人々の尿から魚のタウリン、大豆のイソフラボンがどのくらい排出されているかを調べて、それぞれ多いほうから少ないほうまで五段階にわけ、五×五の二五群に分けたところ、タウリンもイソフラボンも最も多い群は日本人が九割を占め、最も少ない群では日本人はゼロでした。つまり和食の特徴は、魚と大豆の常食にあり、それが年齢が若くても突然死が起こりうる心筋梗塞を減らして、日本人の平均寿命の長さを支えているともいえるのです。

しかし、このように和食は長寿の要素を多く持つのですが、唯一残念な点が、塩分が高いことです。

日本人の一日の塩分摂取量は昔に比べれば減りましたが、現在でも平均で、男性一〇・九グラム、女性九・三グラムも摂っています。厚労省の目標値である男性七・五グラム未満、女性六・五グラム未満も達成できておらず、ＷＨＯの目標値である五グラム未満にははるかに及びません。

つまり、減塩を心がけ、ヨーグルトをプラスすれば、和食は「世界最高の健康長寿食」となりうるのです。私はそれを令（美しい）和（バランス）食、「令和食」と呼んでいます。

では、そういった「魚や大豆を中心にした適塩和食」をどの程度食べれば健康長寿に効果があるのでしょうか？　もちろん三食食べるに越したことはありませんが、実は一日一食変えるだけでも効果があるということを、私どもの研究所にいた森真理先生（管理栄養士）が実証しました。

ある企業の中高年の男性社員の方々約六〇名にご協力いただき、一日のうち昼食だけをヘルシーランチに替えて、一か月過ごすとどのような効果が得られるかを調べたところ、見事な結果が出たのです。ヘルシーランチの中身は次の通り。

・食塩は二・五グラム以下
・七五〇キロカロリー以下
・脂肪は総エネルギー量の二五％以下
・野菜や根菜は一〇種以上
・主菜は魚と大豆成分のミンチのたんぱく質で、魚のＤＨＡ・大豆のイソフラボンを一定量入れる

また、被験者の半数の方は、主菜だけを肉のミンチに替えていますが、二重盲検と

いう方法で比較するため、見た目も味つけも同じにしているので、配膳者も被験者もどちらか分かりません。

一か月後の結果は……。評価対象者全員、肥満度と血圧が下がりました。どちらのランチもカロリーと塩分が制限されていたためです。

さらに、主菜が魚×大豆の被験者は、主菜が肉の被験者と比べて、動脈硬化の指針となる「動脈硬化指数」（悪玉コレステロールを善玉コレステロールで割った比率）が有意に改善していました。

つまりこの実験により、一日一回の食事だけを魚と大豆を主菜とした適塩和食に変える「一日一膳」で、脳卒中や動脈硬化も防げるということが科学的に証明できたのです。食によって健康寿命は延ばせるのです。

家森家の健康長寿弁当

この素晴らしい結果を受けて、私自身も、お昼ご飯を「一日一膳」の機会ととらえ、どこに行く時も妻の手作りのヘルシー弁当（口絵参照）を持っていくようにしています。

私は通常、朝食は、カスピ海ヨーグルトに、きな粉、じゃこ、ナッツ、黒ごま、レーズン、バナナ、とろろ昆布、緑茶パウダーなどをトッピングしたものをいただきます。

夜はお付き合いの会食も多いのですが、昼食だけは、大学に出勤する時も、出張の時も、外食や駅弁でなく手作り弁当にしているのです。

私どもの研究成果から導き出された実践法をご紹介する第11章でも後述しますが、お弁当には、健康にいい食材の頭文字を並べた、いわゆる「ま・ご・わ・や・さ・し・い」食材（栄養素などの詳細は１９５ページ）が一八～二五種程度入っています。味付けはもちろん適塩です。

「ま」は豆類、主に大豆です。ほぼ毎日、蒸し大豆が入っています。

「ご」はごまやナッツなど種実類です。野菜のごま和えや、すりごまを調味料代わりに様々な食材に振りかけてあったりします。

「わ」はワカメなどの海藻類です。とろろ昆布や昆布の佃煮がごはんにのせてあることが多いです。

「や」は野菜です。野菜は調味料なしでおいしくいただける蒸し野菜が中心です。ブロッコリーやキャベツ、季節の野菜も定番です。

「さ」は魚・魚介類。焼き魚のほか、カキ、エビ、ホタテなどが冷凍庫に常備されていて、蒸したものが入っていることが多いです。

「し」はしいたけなどのきのこ類。蒸し野菜と一緒に入っています。

「い」はいも類です。これは必ずしも入っているわけではありません。

ちなみに、ごはんは玄米や雑穀米です。またこれ以外に、鶏肉などの肉や卵焼きなど卵料理が入っていることが多いです。

健康には多種類の食材を食べることも大事です。前述のマグネシウムや、近年、認知症予防に効果があると言われている葉酸などの微量栄養素は、様々な食材に少しずつ含まれているので、多種類を食べることでバランスよく必要量を摂れるからです。

そして、たんぱく質は必ず摂ってください。筋肉を育て、骨を保って寝たきりにならないためには非常に大事な栄養素です。

知識のワクチンを

このように、私自身も、これまでの四〇年間の研究で明らかになった健康長寿食についての知識を、日々の食生活に生かしています。だからこそ、夫婦ともに八〇歳を超えても元気に働けているのだと思っています。

学術調査や研究というのは、成果を分かち合い、社会に還元して、皆さんに自分自身で健康寿命を延ばしていただいてこそ、意味があると思います。そのためには、正確な知識が必要です。私はそれを「知識のワクチン」と呼んでいます。

新型コロナウイルスにワクチンが有用なのと同様、生活習慣病を抑え、健康寿命を延ばすために有効なワクチンは「知識」です。

本書では、研究の成果をさらに詳細に正確にお伝えするとともに、どのように日常に取り入れていけばよいか提案させていただきたいと思っています。知識のワクチンとして皆様がお役立てくださることは、この壮大な研究に協力していただいた世界各地の多くの方々への恩返しにもなると感じております。

第2章

四〇年の間に崩壊した「長寿地域」

域全図

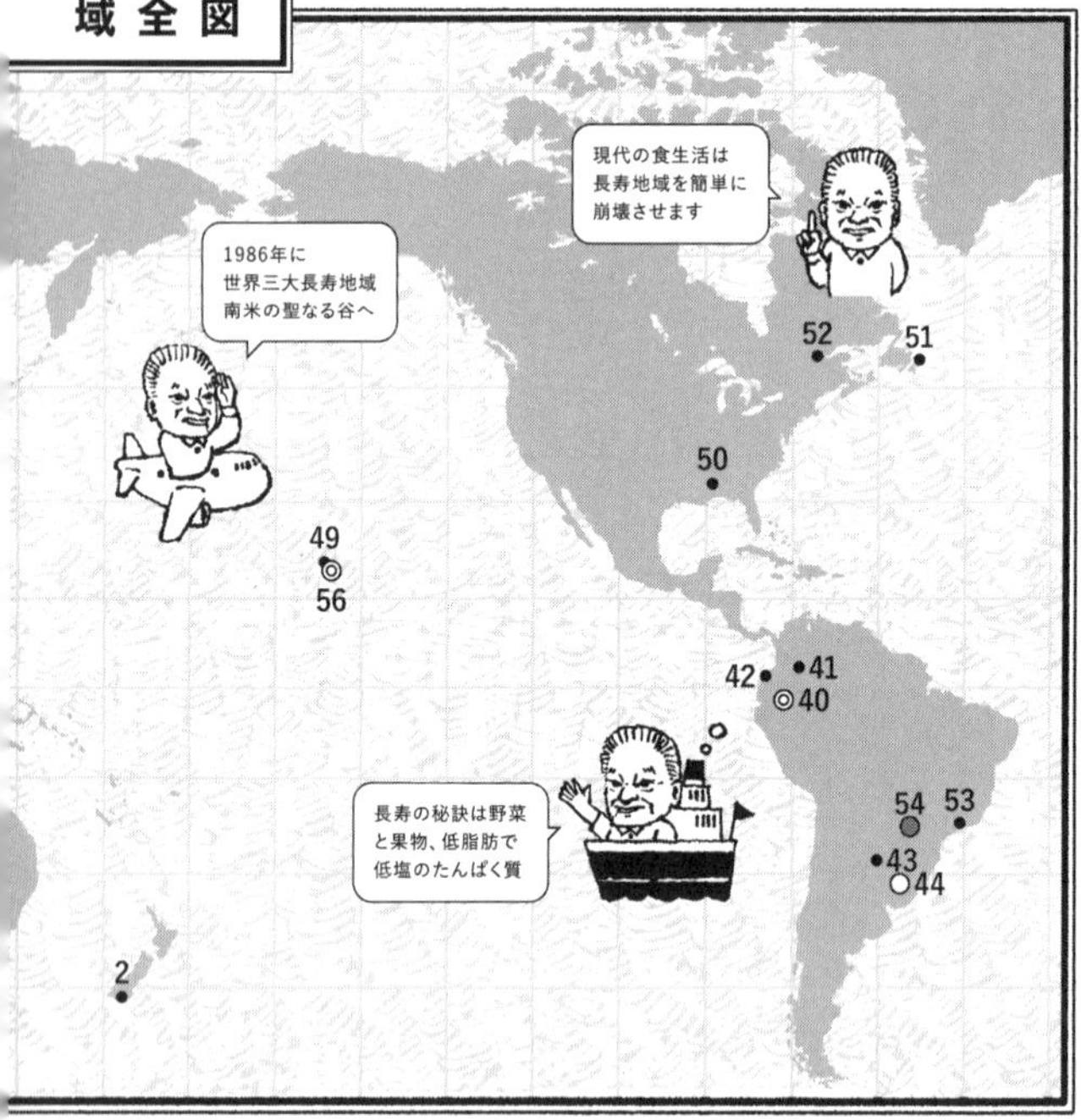

34 イタリア（ミラノ）
35 イタリア（パレルモ）
36 イスラエル（テルアビブ）
37 スペイン（ナバス）
38 スペイン（マドリード）
39 ポルトガル（リスボン）
40 エクアドル（ビルカバンバ）
41 エクアドル（キト）
42 エクアドル（マンタ）
43 ブラジル（ウルグアイアナ）
44 ブラジル（バジェ）
45 タンザニア（ハンデニ）
46 タンザニア（モンドゥリ）
47 タンザニア（ダルエスサラーム）
48 ナイジェリア（イバダン）
49 アメリカ合衆国（ホノルル）
50 アメリカ合衆国（ジャクソン）
51 カナダ（セントジョンズ）
52 カナダ（モントリオール）
53 ブラジル（サンパウロ）
54 ブラジル（カンポグランデ）
55 ネパール（ナムチェバザール）
56 アメリカ合衆国（ヒロ）
57 台湾／台北
58 中国（貴陽郊外）
59 日本（名護）
60 日本（網野）
61 オーストラリア（メルボルン）

◎…健康長寿食文化地域
○…健康的でない食文化地域
●（灰）…健康長寿食文化が危機の地域
●…そのほかの調査地域

図1　健診を行った25か国61地域

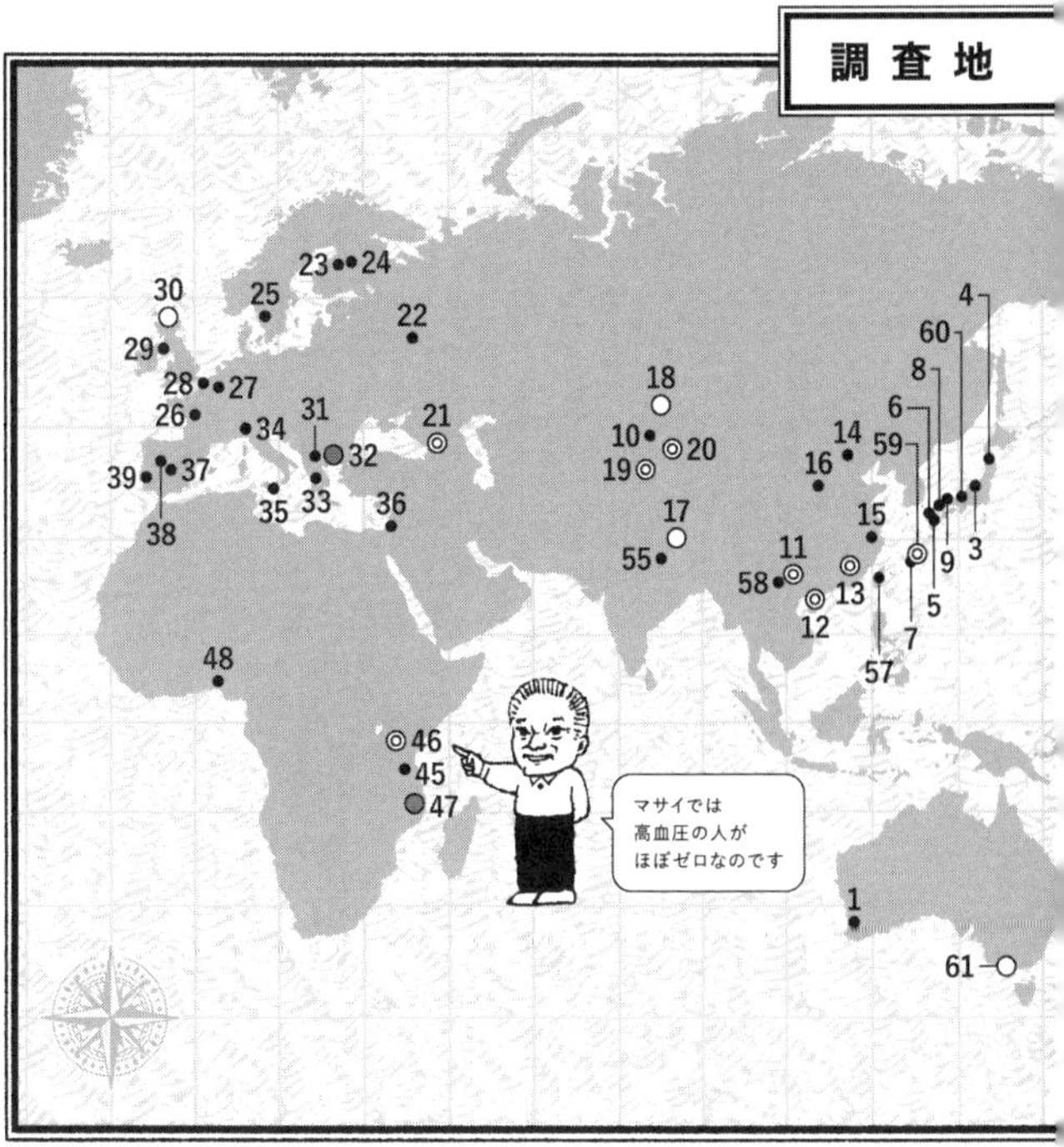

出典：WHO CARDIAC研究

1 オーストラリア（パース）
2 ニュージーランド（ダニーディン）
3 日本（富山）
4 日本（弘前）
5 日本（別府）
6 日本（久留米）
7 日本（那覇）
8 日本（広島）
9 日本（島根・大田）
10 中国（ウルムチ）
11 中国（貴陽）
12 中国（広州）
13 中国（梅県）
14 中国（北京）
15 中国（上海）
16 中国（石家荘）
17 中国（ラサ）
18 中国（アルタイ）
19 中国（ホータン）
20 中国（トルファン）
21 ジョージア（ジャワ）
22 ロシア（モスクワ）
23 フィンランド（クオピオ都市部）
24 フィンランド（クオピオ郊外）
25 スウェーデン（ヨーテボリ）
26 フランス（オルレアン）
27 ベルギー（ルーベン）
28 ベルギー（ゲント）
29 イギリス（ベルファスト）
30 イギリス（ストーノウェイ）
31 ブルガリア（ソフィア都市部）
32 ブルガリア（ソフィア郊外）
33 ギリシャ（アテネ）

本章では、これまで私が訪れた世界の特徴的な長寿地域の食文化についてご紹介するとともに、この四〇年間にその地域がどう変化してきたかについて、お話しします。

ひとつ、確実に言えることは、食が健康寿命に影響を与える以上、長寿地域は永遠ではないということです。食文化の変化が、長寿地域を崩壊させることもあれば、その逆もありえるということです。

26・27ページに、私が、実際に訪れた世界二五か国六一の地域（図1）を掲載しています。これは二〇〇五年までの世界調査を、その年のパリ会議で発表した時の六一地域です。その時点での「健康長寿食文化地域」「健康的でない食文化地域」「健康長寿食文化が危機の地域」をマークしていますが、それから約二〇年を経た今では、健康長寿食文化が崩壊しつつある地域はさらに増えていると思われます。

この地図をご覧いただければ分かるように、私が調査に訪れた地域は、都市部から世界の秘境と言われるような場所まで、さまざまです。

世界三大長寿地域とは

かつて、一九七〇年代にハーバード大学のアレキサンダー・リーフ博士が紹介して有名になった「世界三大長寿地域」をご存じでしょうか？

南米エクアドルの高地の村・ビルカバンバと、ジョージアなどを含むコーカサス地方、そしてパキスタンのフンザです。

この世界三大長寿地域は、お年寄りが元気に暮らし、センテナリアン（一〇〇歳以上の長寿者・百寿者）も多いと言われていたのですが、年齢などは自己申告に基づく場合もあり必ずしも科学的な裏付けがあるものではありませんでした。

パキスタンのフンザは紛争などでとても現地調査に入れる状態ではありませんでしたが、残る二大長寿地域、エクアドルのビルカバンバとコーカサス地方には、この研究が始まった初期に現地調査に赴くことができました。

私たちが最初にビルカバンバに降り立ったのは、一九八六年の六月のことです。米国経由で首都のキトに入り、さらに空路でロハという街を経て、急勾配のガタガタの山道を車で三時間。周りは裸の山が多いのに、ここだけは「ビルカバンバ（聖なる谷）」という名前にふさわしく緑があふれています。赤道直下にもかかわらず標高が一七〇〇メートルもあるので、年中一七～二〇度程度と大変過ごしやすく、一年中、果物や野菜が実り、まさに桃源郷のような場所でした。

ここでの主食は「ユッカ」といういもと、トウモロコシです。カトリックの方が多く、金曜日は肉を一切食べないので、一週間に一度、土曜日にだけ食肉市場が開きます。羊や牛などが処分され、内臓まですべて残さず村人が分け合って食べ、茹《ゆ》でて切られた腸は子どもがチューイングガムのようにかんでおやつにしていました。

また、「クエ」というモルモットの一種を台所に多数放し飼いにし、客が来たら、それを丸ごと茹でて照り焼きにして、脳も内臓も全部食べます。健診メンバーの私たちも歓待を受け、すすめられたのですが、実験でいつも顔を合わせているラットを思い出し、どうしても食べることができませんでした。

市場では、牛の十二指腸に果物を加えて発酵させた汁を牛乳に入れて固めた「ケシージョ」という豆腐のようなフレッシュチーズが売られていました。そのまま食べたり、味噌汁のようにスープに溶いたりして食べるようです。

当時は電気も通っておらず車もなく、ほとんどの人が徒歩かロバなどを利用する生活をしていました。

ビルカバンバでは戸籍がなく年齢が不明の人も多いため長寿村の真偽が分からないという説もあったので、私たちの調査では、年齢が確認できる五〇～五四歳の無作為抽出の男女一〇〇人ずつ、計二〇〇人を対象者として健診をしました。

その結果、高血圧の人（WHOの基準で上が一四〇ミリ〔mmHg〕以上、下が九〇ミリ以上）は一〇％のみでした。世界の五〇代前半の高血圧率は約二〇％ですから約半数という少なさです。

また、コレステロールの値も男女平均で一七〇ミリグラム（mg／dL）前後。コレステロール値は、二〇〇ミリを超えると心筋梗塞の死亡率が上がり、一七〇ミリ未満になると脳卒中の死亡率が上がるのですが、ちょうど適正ゾーンで大変優秀な数値でした。

これは、低脂肪で食物繊維が豊富ないもとトウモロコシの主食と、低塩・低脂肪のクエや羊など良質のたんぱく質を摂っている効果でしょう。さらには内臓までまるごと食べることで、血圧を下げる効果があるタウリンも摂れます。

豊富な野菜や果物、また、ケシージョというチーズも、カリウムやカルシウム、マグネシウムが豊富ですから、塩の害を打ち消しているのだと思われます。

　この時の健診で印象的だったのが、地区で一番の長寿者であった一一八歳の男性です。私たちは、古い教会に残っていた幼児洗礼のリストから年齢が確実に分かる地区最長老の方を探してもらったのですが、その方は、ひとりで一時間ほどの山道を歩いて健診会場にいらしたのです。話を聞くと三人の妻とは死別され、一八人の子宝に恵まれ、孫、ひ孫、やしゃごと幸せにお暮らしとのこと。健診の結果も正常で、健診後は一日三本吸う手巻きタバコの一本を楽しんでいました。

カスピ海ヨーグルトを発見

　もう一か所、世界の長寿地域として知られていたコーカサス地方を訪れたのも一九八六年のことでした。

　コーカサス地方の中でも当時ジョージアにはセンテナリアンが多いことで有名でした。私たちはその中でも一番長寿の人が多いと言われていた、オセチア地区のジャワ村を訪ねて健診をしました。

ここは、ジョージアの中でも、オセチア語を話し、独自の文化を持つ村です。村にはホテルも何もなく、私たち健診チームもテント暮らしで健診を続けました。

肉料理は、シシカバブ（ぶつ切りにした羊肉などの串焼き）や、牛や羊の茹で肉や蒸した肉などを香辛料で味付けした料理が中心です。また、ここにも牛の胃などに果物を加えて発酵させた汁を牛乳に混ぜて固めた、フレッシュチーズがありました。海からは離れていますが、近くの川で獲れるマスに似た淡水魚もよく食べられていました。

さらに注目すべきは、食卓にどっさりと出される野菜や果物の多さです。ワイン発祥の地と呼ばれるだけあり、ぶどうやプルーンなどは非常に豊富です。プルーンをつぶして作った砂糖の入らない「ツケマリ」というジャムも、調味料として使われていました。

そして、なんといっても特徴的なのは、毎食、どんぶりのような器になみなみとサーブされる自家製ヨーグルトです。各家庭で、牛を飼ってヨーグルトを作り、それぞれに家庭の味があるようでした。

　この時に栄養分析のため私たちが日本に持ち帰ったヨーグルトは、後に、「カスピ海ヨーグルト」として日本でも大ブームとなりました。

　現地のお年寄りたちと一緒に食事をして驚いたのは、現地の方たちは、ぶどうなどの果物の皮や種もまるごと食べてしまうことです。皮には食物繊維が豊富ですし、種にはコレステロール値を下げる不飽和脂肪酸が入っているので大変よい食べ方なのですが、私たちもその食べ方を真似したら、牧畜で増えるハエが果物にたかっていたため、それが媒介する菌でたちまち下痢をしてしまいました。現地の方は日常的に飲んでいるヨーグルトに免疫力を高める作用があるから大丈夫なのでしょう。

　実際の尿の分析では、塩分摂取量は、一日一四グラムと当時の日本の平均値よりもかなり高い値でした。しかし、日本と違うのは、カリウムを含む野菜や果物、ヨーグルトなどを多く摂っているので、塩の害が打ち消されているということです。

　また、肉の摂取量は多いのに、コレステロール値が高くなかったのですが、これは、肉を焼いたり蒸したりして、脂を落として「賢い食べ方」をしていたからだと思います。

また、魚も摂っているので、血圧を下げる効果のあるタウリンも多いことが分かりました。

ジョージアではお酒は長寿の源と考えられており、実によくお酒を飲みます。「タマダ」と呼ばれる進行役が乾杯の発声を執り行い、乾杯用には牛の角のカップが使われます。先が尖っていて机の上に置けないので、なみなみと注がれたワインを必ず飲み干すこととなります。

ワインやぶどうに含まれるレスベラトロールというポリフェノールには、大豆に含まれるイソフラボンと同様の、女性ホルモンに似た作用があることがわかっています。大豆を多く摂取する地域は長寿であると第1章でお話ししましたが、コーカサスでは、このレスベラトロールも長寿に一役買っていたのでしょう。

マサイの戦士を健診

もう一か所、この研究を始めた当初、どうしても調査してみたい民族がいました。

アフリカの中でも、文明と遠く離れ、独自の遊牧生活をしていた「マサイ族」（図1の46、モンドゥリという地域に住む）です。マサイには高血圧の人がいないという話もあり、ぜひ一度健診をしてみたいと思っていたのです。

チャンスは一九八六年に、タンザニアの農村部のハンデニ県で健診をしている時にやってきました。マサイ部族の慣習で戦士になる前に二人組で世の中を見て歩く武者修行をするのですが、その二人組が健診会場でじっと観察していたのです。

この青年たちの血圧を測ってあげたことをきっかけに、数十人のマサイの方々が健診に協力してくれることになりました。実際にマサイの血圧を測ってみると、高血圧の人が、本当に全くいません。

血圧計が壊れたのかと疑うほどで、試しに自分の血圧を測ってみると、ちゃんと作動しており、しかもいつもよりずいぶん高い数値です。短剣や槍を持ったマサイの戦士たちに囲まれて私の血圧だけが急上昇していたのでした。

翌年には、さらに詳しくマサイの健診をする計画をたてていましたが、明日マサイの村に出発という直前になって、マサイ語の通訳が行きたくないと言い始めました。

私たちは、前年の健診で採血をして持ち帰っていたのですが、マサイの間では血は魂だと信じられています。もし、たまたま採血された人に不幸があったら、敵討《かたきう》ちが正当化されている文化なので健診チームは殺される可能性もあるというのです。

そこで、日本に国際電話をかけて、健診チーム全員に最高額の生命保険をかけてもらい、マサイの村長に健診の許可を得るために、決死の思いで現地入りしました。

前年の健診のデータでは、マサイの食塩摂取量と血圧はこれまで調査した地域の中で一番低かったので、食塩の少ない地域を山の頂上にしたグラフを見せ、「マサイは世界のトップ、一番健康だ」と力説すると、村長もほほえんでそれなら村を挙げて協力すると言ってくれました。

この時の健診でもマサイには高血圧の人はほぼゼロでした。血圧の平均値は、上で一一六ミリと、日本の小学生なみで、コレステロール値も世界の中で低いレベルです。

そして、尿の分析から分かったのは、一日の塩分摂取量が二・五グラムと圧倒的に少ないことです。

実は、当時、マサイは塩を持っていなかったのです。二・五グラムは、彼らが飲んでいる牛乳に含まれる塩分に等しく、塩分はほとんど牛乳から摂っていたのです。

マサイの方々は、わずかな草が生えている草原で遊牧しながら生活をしています。牛乳を「キブユ」という一升瓶ほどもあるひょうたんに入れて乾燥したサバンナの中を持ち歩き、中で発酵してヨーグルトのようになったものを、一日に三リットルか四リットルも飲んで主食としていました。

このヨーグルトには、高血圧を防ぐカルシウムやカリウム、マグネシウムが含まれています。また、女性や育ちざかりの子は優先的に、毎日早朝に牛の頸静脈を矢で射て、ほとばしる血を混ぜた特別なヨーグルトを飲みます。この生き血には前夜に牛が食べた牧草のビタミンCが豊富に含まれており、鉄分も補給されるわけです。

また、タンザニアの農村部で食べられているウガリ（トウモロコシの粉）を物々交換で入手し、このヨーグルトに混ぜて食べることで食物繊維を摂っていました。きわめて理にかなった食生活だったのです。

長寿村が完全に崩壊

一九八〇年代に健康長寿食文化を持っていたこれらの地域は、その後、どうなったでしょうか？

ビルカバンバには、最初の調査から一四年後、二〇〇〇年に再調査に行きました。なんと、最初に行った時にロハから三時間かかった山道が、一本の舗装道路で一時間で行けるようになっていました。村にも電気が来て大変便利になり、長寿村として名が知られたため多くの外国人が理想郷を求めてこの地のホテルや別荘で暮らしていました。町の中央通りは「永遠の若さ通り」と名付けられ、観光地化されていました。

それとともに、都会の食生活が急激に入り込んでいたのです。

甘い清涼飲料水や砂糖を使ったスナック類が安く買えるようになり、週に一回だけだった食肉市場は毎日開くようになって、大量の脂肪（ラード）が出回るようになりました。

いもとトウモロコシだった主食は、ラードがたくさん入ったパンに取って代わられ、インディカ米にラードを入れて炊飯器で炊く「ラードライス」が大流行していました。

脂肪には中毒性があるので、そうなるともう元には戻りません。二〇〇〇年に訪れた時には街中に肥満の方が目立つようになっていました。

実際に健診をすると、数値の悪化は一目瞭然でした。

高血圧の人は倍増し、肥満度（BMI）は、最初の調査の時には平均で二四だったのが、二七になっていました。通常二五以上を肥満とするので、平均が「肥満」になってしまったということです。

さらには平均一七〇ミリグラムだったコレステロール値も、五〇ミリ近く跳ね上がっていました。

世界の統計を見ると、これだけコレステロール値が上がると、心筋梗塞などの心臓死は三倍に増えます。心臓死は若くても起こりますので、平均寿命に大きく影響し、一〇歳ほど短くなると予想されます。

食生活の急激な変化により、たった一四年で「長寿村」は完全に崩壊してしまったのです。実はこれと同じようなことが、世界のあちこちで起こっています。

もう一つの長寿地域、コーカサスのジョージアにも、私たちは三〇年後の二〇一六年に訪れる機会がありました。ジョージアの長寿研究所から招かれたのです。

三〇年前に健診を実施したジャワ村は、その後内戦が起こり立ち入りもできなくなっていましたが、ジョージアの都市部では明らかな変化が起きていました。かといって牛を飼わなくなり家庭でヨーグルトを作らなくなっていたのです。かといってスーパーでヨーグルトが売られているわけではないので、おかしな話ですが、日本人よりもヨーグルトを食べなくなっていたのです。

脂の抜けた肉とたっぷりの野菜や果物、魚といった伝統的なコーカサス料理は少なくなり、高脂肪の西欧食に取って代わられました。生活習慣病が増え、かつて調査した内戦地域をのぞくジョージアの平均寿命は世界平均レベル（七三・三歳）になっていました。

文明から離れていたマサイの村でさえ変化が起こっています。最初の調査から約一〇年後の一九九八年に再度マサイの村を訪ねた時には、塩が貴重品としてマーケットにならんでいました。そして、市場で売られている焼肉に塩をつけて食べるとおいしいよとマサイに勧められるようになりました。ついにマサイも塩を摂り始めたのです。

二〇一六年のケニア初の栄養学会では、ケニアにいる代表的な民族の中で、マサイが最も生活習慣病が多いという話を聞きました。もともと塩を摂っていなかったわけですから、食塩を摂り始めると、その影響が食べ慣れている人よりも敏感に出るのでしょう。

食の欧米化は全世界で起こっており、二〇一〇年頃に健診に行ったインドやスリランカも高血圧、糖尿病が増加していました。

これは日本も他人事ではありません。一九八〇年代は男女ともに全国で長寿第一位だった沖縄県は、二〇二〇年には、男性四三位、女性一六位まで順位を落としています。もともと、沖縄には島野菜や海藻を多く摂り、脂の抜けた肉と多くの魚、豆腐などを適塩で摂る伝統的な食文化がありました。

ところが、アメリカの脂肪の多いランチョンミート、ハンバーガー、ステーキなどに代表される高脂肪の食文化が流入、さらに車文化で運動不足になり、子どもにまで肥満が増えています。

この四〇年間は、食のグローバリゼーションとともに、伝統的な健康長寿食文化が滅びゆく過程でもあったのです。

第3章 長寿は「遺伝」か「環境」か

若い頃に「遺伝的に一〇〇％脳卒中を起こすラット」を開発し、どのような栄養を摂れば、そのラットの脳卒中を予防し寿命を延ばせるかの研究に取り組んだことはすでにお伝えしました。

この結果、そのラットに一％の食塩水を与え続けると一〇〇日以内に脳卒中になって全滅しますが、その際、「大豆」や「魚」のたんぱく質を多く与えると寿命が倍に延びることが分かりました。それに加えて食塩の害を抑えるカルシウムやマグネシウムを与えると脳卒中は一〇％にしか起こりません。

また、食塩を制限し、十分なたんぱく質やカルシウム、マグネシウム、カリウムなどを与えると、「脳卒中ラット」も健康なラットと同じくらい長生きすることも分かりました。

「遺伝的に一〇〇％脳卒中を起こすラット」ですら、環境によって寿命が五倍も延ばせることが分かったのです。

原点となったその研究が始めとなり、今度は、同じことを人間でも証明したいとの思いで、四〇年にわたる世界の長寿・短命地域の調査に乗り出しました。

この間、世界でも「長寿は遺伝か環境か」という究極の問いをめぐっては、数多くの研究が重ねられてきました。

一九九〇～二〇〇〇年代にヒトゲノムの解析が進み、一時は遺伝子ですべてが解明できるかのようにも期待されましたが、結局のところ、現在に至るまで、寿命は遺伝要因よりも環境要因のほうが、実はずっと大きいという研究報告が数多くなされています。

たとえば、健康寿命に影響する脳卒中をおこす高血圧も、直接・間接的には二〇〇を超える遺伝子ＤＮＡの塩基多型が関係しますが、単一の変異は血圧を一～二ミリ変えるだけです。

一方で、塩を摂りすぎている人が数週間減塩すれば、すぐに血圧は下がります。この例を見ても、環境要因のほうが、健康に与える影響が大きいことは予想がつくと思います。

ですから「私は早死の家系だから……」「がん家系だから……」などと諦めずに、栄養や環境に留意すれば、健康寿命を延ばすことは誰でも可能ですし、また、その逆も真なりです。

ハワイで長寿の沖縄移民

一九八〇年代、沖縄は日本でもナンバーワンの長寿県でした。その後、食生活が変わって長寿県から転落しましたが、伝統的な沖縄食は、豆腐などの大豆食品と多種類の魚介類、脂を落とした豚肉や種類豊富な野菜を摂り、しかも八〇年代当時は他の県より塩分摂取量が少なく、非常に健康的でした。

沖縄では土地が限られているため、移民として海外に出る方も多くいました。

もし、もともとＤＮＡが近い沖縄県人が、移住した先によって寿命が大きく変わったとしたら、それは環境要因が非常に大きいということを示唆します。

そこで、私は多くの沖縄移民が住んでいたハワイのヒロと、ブラジルのカンポグランデを、一九九〇年頃から数回にわたって調査しました。

結果は明らかでした。

ハワイのヒロに渡った沖縄移民は日本人をしのぐくらいの長寿だったのに対し、カンポグランデに渡った方たちは心臓死が増え、日本人よりも一七年も寿命が短くなっていたのです。

この違いは一体何によるものなのでしょうか？

ハワイ諸島最大でビッグアイランドと呼ばれるハワイ島のヒロに住む日系移民は、一九八〇年代に日系人の中では世界一の長寿と言われるようになりました。

実際、私も数回調査に行って、元気なお年寄りが非常に多いことに驚かされました。八〇歳でも保育士や大工仕事をボランティアでしている方がおられたり、九〇歳を超える方のお誕生日に家族や仲間が集まってお祝いをしたり。そういった生活を楽しむという生き方も健康長寿に効果があるのでしょう。

そして、さらに大きな長寿の鍵は、やはり食にありました。

無敵のゴーヤチャンプルー

沖縄料理といえば、ゴーヤと豆腐を炒めた「ゴーヤチャンプルー」を思い出される方は多いと思いますが、ハワイに移住した方たちも毎日のように食べていました。実はこの料理は、医学的に見て、非常に健康効果が高いのです。

豆腐の原料である大豆はイソフラボンが豊富です。イソフラボンは血中で女性ホルモン様の働きをし、血管内皮細胞の遺伝子に働きかけて、一酸化窒素（NO）を作ります。

この一酸化窒素が血液をサラサラにするのですが、非常に不安定な物質なので、体内で活性酸素（ほかの物質を酸化させる力が非常に強い酸素）に出合うとすぐに効果が失われてしまいます。

つまり、イソフラボンは活性酸素を抑える抗酸化力の高い食材と一緒に摂ると、最も威力を発揮するのですが、ゴーヤの苦み成分は抗酸化栄養素ですからまさに理にかなった組み合わせの料理なのです。

また、世界でも海藻を食べる国は珍しいのですが、オゴと呼ばれる色とりどりの海藻にごまや酢などを振りかけて食べるオーシャンサラダも常食されていました。

海藻は、マグネシウムが豊富でタウリンを含むものもあり、食物繊維も多く、ナトリウムを吸着して出す作用のあるものもあります。

さらに、ハワイは日本と同様、新鮮な魚介類も豊富で、注目すべきはその食べ方です。

たとえば、新鮮なマグロなどの刺身にごまやごま油などを振りかけて食べる「ポキ」。また、タロイモなどの葉っぱに肉や魚を包んで蒸し焼きにする「ラウラウ」。蒸し焼きは素材の味が引き出され、また葉っぱの香りも相まって、塩分控えめでもおいしく食べられるのです。

こういった、ハワイならではの食べ方は、和食の唯一の欠点である塩分の高さを抑えるヒントにもなると思います。

実際に一九九五年に七〇歳以上の方を対象に行った調査では、一日の平均的な塩分摂取量はたった六グラムでした。当時の日本人は一日平均一二〜一三グラム、沖縄でも八・二グラムの塩を摂っていましたからその差は歴然です。

また、コレステロール値も、理想的な範囲でした。コレステロール値は高すぎると心臓病が増え、低すぎると脳卒中が多くなりますが、その間のまさに理想的な数値でした。

さらに感心したのは、ビタミンEの血中レベルの高さです。なんと日本に住んでいる人の倍もありました。

アボカドなど亜熱帯に育つ果物や野菜にはビタミンEが多いのですが、ビタミンEも「抗酸化力」があり、体を傷つける活性酸素を抑えてくれますから、健康に寄与していると思われます。

また、たんぱく質の濃度を示す血中の「アルブミン値」が高いことも特徴的でした。ハワイに移住した人たちは、大豆、魚、そして肉や乳製品も適度に食べ、さまざまなたんぱく質を摂っていたのがよかったのでしょう。

第5章で研究データをご紹介しますが、アルブミン値は高齢者の健康にかかわりが深く、アルブミン値が低いと認知機能が悪くなることも知られています。

簡易的な認知機能テストでも、同じテストを行った京都府の網野町の方々の成績よりもよい結果が出ました。これは、食塩の摂取が少ないため脳卒中などの脳血管性の認知症が少ないことも原因だと思われます。

ハワイでは、日本人の長寿を支える大豆と魚の常食が続けられていることに加え、和食の短所でもある塩分の多さを打ち消す賢い食べ方をしていて、また、高齢者に不足しがちなたんぱく質をしっかり摂っていること、生活を楽しむ生き方などで、さらに健康寿命を延ばせたのでしょう。

カンポグランデの悲劇

さて、もう一つの調査地域、カンポグランデは、ブラジルの南東部の大都市サンパウロから九〇〇キロ内陸に入った奥地にある、沖縄からの移民が多いことで知られる街です。農牧地帯を背後に控え、東西交通の要衝地で、ボリビアとパラグアイの国境に通じる幹線鉄道や、大きな道路が走っています。

カンポグランデでは日系人のお墓にお参りして、墓石を見て歩いたのですが、四〇〜五〇代で亡くなっていらっしゃる方がかなり多いようでした。新天地を求めてブラジルに移住された多くの方が若くして亡くなっていることに胸が痛みました。

現地での健診は、ブラジルの老年医学研究所の創設者・森口幸雄教授との共同研究で行いました。森口教授は、毎年四〇〇〇キロも車を走らせ、各地に入植した日系人を定期的に健診する活動をコツコツと続けてこられた方です。

ブラジルには、民族ごとの公的な死亡統計などはありませんが、森口教授が役所などを回って苦労して調査されたところ、日系移民の死亡年齢は、当時の日本人の平均寿命よりも一七年も若く、心臓死（特に心筋梗塞などの虚血性心疾患）で亡くなっている方が多いということでした。

その原因もまた「食べ方」にあるようでした。

ブラジルでは、大豆は牛の餌と考えられており、ほぼ食べる習慣がありません。ですから、カンポグランデへの移民の方たちは、血中イソフラボン濃度が、沖縄の人の三分の一くらいに減っていました。

また、沖縄では平均して週に三〜四回食べる魚介も、二週間に一度くらいに減っていました。カンポグランデのような内陸部では魚はほぼ淡水魚で、新鮮な海のおいしい魚は食べられないのです。

逆に増えていたのが、牛肉です。沖縄でも豚肉などの肉を週に四〜五回は食べますが、ブラジルでは、牛肉が一キロ一八〇円程度で安く、しかもおいしいのでほぼ毎日のように肉を食べる生活になっていました。

さらに特徴的なのが「シュラスコ」という大きなブロック肉をあぶりながら表面をそぎ落として食べる料理です。大きな塊肉のままあぶるので、脂は落ちずに残ったままで、まわりには岩塩をたっぷりとはたきつけるようにして食べます。

「脂と塩」は短命コンビ

実は、このように、大量の「脂と塩」を一緒に摂る食べ方は、世界の短命地域に共通する〝最悪〟な食べ方なのです。

たとえば、短命で知られるチベット族や新疆ウイグル自治区の遊牧民のカザフ族も、羊の脂身などを大量に摂り、塩茶やバター茶を日常的に飲んでいます。しかも、塩の害を打ち消してくれるカリウムやマグネシウムを多く含んだ野菜や大豆などはあまり食べません。

なぜ、「脂と塩」は寿命を縮める最悪の組み合わせなのでしょうか。

脂肪は、腸に吸収される時、直接血管に入るのではなく、まずリンパ液に乗って血管に入ります。

塩分を摂りすぎるとむくむことからも実感できるように、塩分は体内のリンパ液を増やします。

リンパ液＝脂肪の運び屋が多くなると、血液に入る脂肪の量も自動的に増えます。血液に入った脂肪は、どんどん血管の壁に入り込み、やがて動脈硬化が進み、心臓に血液を送る冠動脈が詰まったりして、心筋梗塞などの心臓死の原因となるわけです。

カンポグランデの健診の結果は、高血圧の人の割合は沖縄の二倍、糖尿病につながる高血糖の人は三倍にもなっていました。

さらに、心電図検査では、心筋梗塞のリスクを示す心電図異常が、沖縄では三〜四％のところ、カンポグランデでは、八〜一〇％と、倍増していました。特に移民一世では五％なのが、二世や三世では一〇％という高さでした。

一世と二世、三世のこの差は、一世はまだ魚食や大豆食など和食の習慣が残っているのが、世代が替わるにつれてなくなっていくことと関連するのではないかと思われます。

日本人のファクターX

これらの結果を受けて、今度は、沖縄の日常食に多い、大豆のイソフラボン、魚のＤＨＡ、食物繊維を含むワカメなどの海藻類を毎日摂ると、どのような効果があるかも調べました。

カンポグランデの、高血圧・高脂血症・糖尿病の傾向があって脳卒中や心筋梗塞のリスクが高い方から一〇〇人のボランティアを募り、以下の四つのグループに分け、毎日摂っていただきました。

①　魚のＤＨＡ三グラムを摂る
②　ワカメの食物繊維五グラムを摂る
③　イソフラボン五〇ミリグラムを摂る（更年期女性）
④　①〜③は摂らずに、「和食はよい」という食育だけをする

この結果、④では変化はありませんでしたが、①〜③ではたった三週間で効果が表れました。

①のＤＨＡ摂取グループは血圧が下がり、②のワカメ摂取グループはコレステロール値、血圧が下がり、便通がよくなりました。

また、③のイソフラボン摂取グループの更年期女性は、コレステロール値も血圧も下がり、骨からカルシウムが抜けるのも抑えられました（カルシウムと一緒に骨から抜けるデオキシピリジノリンの尿中の量が減ることから明らかになりました）。

これにより、イソフラボンが、健康寿命を短くする大きな原因となる骨粗しょう症をも予防することが分かりました。

さらにこの実験では、半数の方に血圧計や体脂肪計を使って自宅でセルフチェックするようにお願いしました。すると、血圧計でチェックした方たちは血圧が、体脂肪計でチェックした方たちはコレステロール値が、より早く下がることが分かり、セルフチェックの重要性を示す結果となりました。

食生活で悪化した健康状態も、ＤＨＡやイソフラボン、ワカメなどを摂ることで、たった三週間で改善効果が表れることが証明されたのです。

話が若干それますが、現在、森口教授の後を引き継いでブラジルの日系人の巡回診療をしている御子息の森口エミリオ秀幸教授は、リオ・グランデ・ド・スール連邦大学で今回の新型コロナウイルスの対策委員長となっておられますが、興味深いことをおっしゃっていました。

ブラジルでは新型コロナが重症化する方が多く、ひどい時には一日四〇〇〇人もの人が死亡していました。しかし、今も伝統的な日本食を食べている日系の方はご年配のわりに重症化する方が少なく、日本食を食べなくなった方は同じ年齢でも重症化するケースが多いとのことなのです。

もちろん印象に基づくものですから科学的なデータではありませんが、世界的に見て日本人に新型コロナが重症化するケースが少ないのは、世界から注目されている事実です。

ここにはなんらかの「ファクターX」があるとノーベル賞学者の山中伸弥先生も提唱されていますが、私はそのファクターXが「大豆や魚の常食」である可能性もあると思っています。

なぜなら、新型コロナで亡くなった方を病理解剖すると、急速に悪化して死に至った場合、肺の細い血管が詰まってしまうことが直接の死因になっていることも多いのです。

心筋梗塞も血管が詰まることによって死に至りますが、心筋梗塞の死亡率は、大豆や魚を食べることによって下がります。

もちろん心臓の太い血管と肺の細い血管を同列に語ることはできないものの「血栓症」ということでは似たようなものですから、大豆や魚の常食が、コロナの重症化や死亡を防いでいる可能性は捨てきれません。

研究助成が得られ、研究費のめどがたてば、すぐにでもこの仮説を調査するために、再度ブラジルでの健診に旅立ちたい気持ちでいっぱいです。

動脈硬化指数が下がる

大豆や魚の常食が、平均寿命を大きく損なう心臓死を減らすということは、さらにグローバルな調査でも分かっています。

私たちは、一九九六年から二〇〇五年にかけて、ハワイやブラジルの日系人だけでなく、日本の高齢者、心筋梗塞が多発し欧州連合の中でも平均寿命が短いスコットランド住民、生活習慣病が多いアボリジニの希望者にもボランティアでご協力いただき、大豆など和食の栄養素を摂取していただく大規模な研究をしてきました。

大豆たんぱく質二五グラムと魚のＤＨＡ三グラムが入ったパンを五〜八週間、毎日いつものパンの代わりに食べてもらい、プラセボ群（それらが入っていないパンを配った群）と比較したのです。

その結果、共通した現象として、心臓死と関わりの深い「動脈硬化指数」が下がってくることが分かりました。

動脈硬化指数とは「動脈硬化の起こりやすさ」を表す数値で、悪玉コレステロール（ＬＤＬ）を善玉コレステロール（ＨＤＬ）で割った計算式で一般的には求められます。

動脈硬化指数には性差があり、どこで調べても通常、男性は女性よりも少し高いのが普通です。

実際、心臓死は男性のほうが女性より起こりやすく、特に心筋梗塞での死亡は男性が女性の二倍ほどにもなります。これには、女性ホルモンの働きなどが関係しているのではないかと思われます。

ところが、大豆たんぱくや魚のＤＨＡが入ったパンを食べると、男性でも動脈硬化指数が女性並みに下がってくるのです。

善玉コレステロールを増やせ

日本人で言うと男女の平均寿命の差は六〜七年ありますが、動脈硬化指数から計算しますと、大豆、魚を摂っていると、性差の六〜七年に相当するくらい動脈硬化の進行を抑える効果があると考えられます。

これは二〇一二年に兵庫県健康財団で実施した調査でも同様でした。

この調査では、大豆と魚の日常的な摂取量を二四時間尿の大豆イソフラボンとタウリンの排泄量から「多」「中」「少」の群に分けて比較したところ、「多」の群は「少」の群よりも動脈硬化を抑える善玉コレステロールが多いと分かりました。

そしてその数値の差が、また興味深いのです。

大豆と魚の摂取がともに「多」群の善玉コレステロール値は六八・〇ミリグラム、「少」群は六〇・三ミリグラムと、差は七・七でしたが、これは、もともとの調査での性差の値（男性五八・五、女性六七・一、性差八・六）とかなり近い。

大豆・魚を食べることで、性差による善玉コレステロール差がなくなる。それに関係する寿命の差を縮める可能性があることを示唆する例と言えるのではないでしょうか。

五〇年ほど前に、一〇〇％脳卒中になるラットが気づかせてくれた、栄養や環境で遺伝子による運命を変えられるという事実は、人間でも、ようやく証明されてきたのです。

第4章

健康長寿を脅かす「塩」の恐怖

皆さんは、ご自身が一日にどれくらいの塩分を摂っているか把握されていますか？これは二四時間分の尿を分析すれば分かります。

食べた栄養素は尿として排出されますから、二四時間分の尿を採ってもらうことで、摂取している栄養素を定量的に計測できます。

たとえば、塩分はナトリウム、野菜はカリウム、魚介類はタウリン、大豆はイソフラボン、たんぱく質は尿素窒素、種実雑穀類などはマグネシウムとして尿に排出されます。その量を知ることで各栄養素の摂取量が推測できるわけです。

こうして、世界で約一万四〇〇〇人の方の二四時間尿から食と健康の関係を四〇年にわたり調べてきた結果、健康寿命に最も大きな影響を与えるのは「塩」であることが分かったのです。

世界の短命地域はどこも共通して、塩の摂取量が多いのです。

たとえば、第1章で述べたように、突然死する人も多いチベットでは、二四時間尿から一日の塩分摂取量が平均一六グラムと分かりました。実際に健診してみると、四割くらいの方が高血圧で、血圧が二〇〇を超えるような重症高血圧の方もおられました。

一方、世界で最も塩の摂取が少なかったのが先にも触れたマサイ族です。最初に訪れた一九八六年頃には、一日の塩分摂取量はたった一・五グラムでした。

それもそのはず、当時、マサイは塩を持っておらず、この二・五グラムは、マサイ族の主食である一日三～四リットル飲むヨーグルト（牛乳をひょうたんの中で発酵させたもの）の中に含まれるナトリウムから摂っていると分かりました。日常的に汗をかくような熱帯に暮らしていても、それだけで塩分は足りていたのです。

そして、健診でも高血圧の人がほとんどおらず、まるで日本の小学生レベルの血圧でした。

塩の過剰摂取が脳卒中を引き起こす

食塩を多く摂取する地域では高血圧が多くなります。脳卒中と心臓病は、高血圧が大きな原因（高血圧になると心臓の負担が増える）になりますから、高血圧の人が多くなると脳卒中や心臓病の死亡率が上がります。

図２　脳卒中の年齢調整死亡率と尿中食塩排泄量

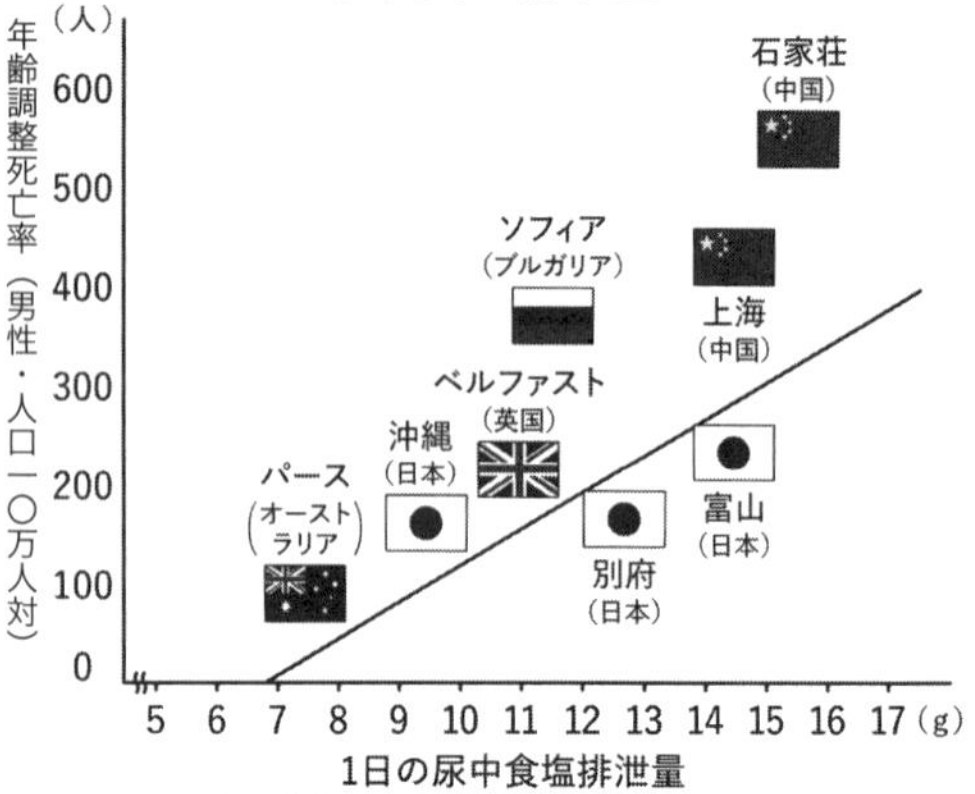

世界健診前後５年間の各地域の年齢別死亡率を求め、標準人口を使い年齢調整したもの
出典：WHO CARDIAC研究

図2は、横軸に二四時間尿から分かった食塩排泄量、縦軸に男性の人口一〇万人あたりの脳卒中による死亡率を取ったものです。

これを見ると、塩の排泄量が多い地域ほど脳卒中の死亡率が高く、少なくなるにつれ低くなることが分かります。そして、塩の摂取量を示す尿中食塩排泄量が七グラムを切ると、脳卒中死亡率はほぼゼロに近づいていくことがお分かりいただけると思います。

東洋で最も塩を摂っていなかったのは「食は広州にあり」といわれる広州で、たった五グラム未満でした。実際、広州では一九八五年の調査で高血圧の人がほとんどおらず、血圧の平均も上が一〇八ミリで下が六五ミリ。コレステロール値も低く一六七ミリグラムでした（残念ながらチベットやマサイ、広州は死因の分かる正確な死亡統計が当時なかったため、グラフにはありません）。

ＷＨＯでは、一九八二年に塩分摂取量の目標値を一日六グラム未満と決めましたが、このような調査結果から今では一日五グラム未満を目標としています。

日本では食文化もあり、一日一〇グラム目標が長く続きましたが、徐々に厳しくなり、二〇二〇年の「日本人の食事摂取基準」では、男性七・五グラム未満、女性六・五グラム未満となっています。塩六・五〜七・五グラムというと、小さじ１強くらいの量です。加工食品に含まれるものも含めての総量ですから、気をつけないとすぐに超えてしまいます。

実際、今の日本人の塩分摂取量の平均は、男性は一〇・九グラム、女性九・三グラムと、まだまだ目標値には遠いのが現状です。

図3　胃がんの年齢調整死亡率と尿中食塩排泄量

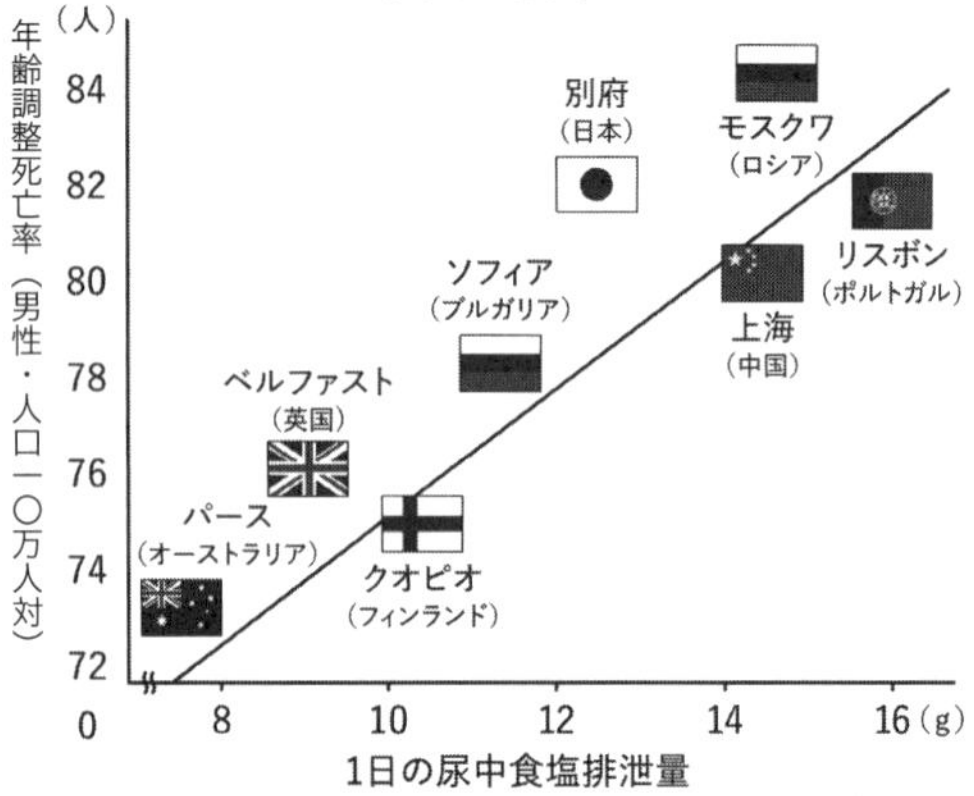

世界健診前後５年間の健診地域を含む、都市部の胃がんの年齢調整死亡率との相関
出典：WHO CARDIAC研究

胃がんとの関係も深い

もうひとつ、塩の摂りすぎと深い関係があるのが胃がんです。

図3は、塩の排泄量と、その国の男性の人口一〇万人あたりの胃がんによる死亡率です。

こちらも、塩の摂取が多い地域ほど胃がん死亡率が高いのがお分かりいただけると思います。今、九割以上の胃がんはピロリ菌が原因といわれていますが、塩を多く摂る人は胃の粘膜が荒れて胃酸が出にくく、ピロリ菌がはびこりやすくなるからです。

このように、塩の摂りすぎは、高血

圧、脳卒中、心臓病、胃がんのリスクを高め寿命を縮めます。

なかでも脳卒中は、死に至らなくても、寝たきりや認知症の原因にもなりますから、日常生活が制限されることなく元気に過ごせる健康寿命を阻害する大きな原因になるのです。

日本では平均寿命こそ長く、男女平均で八四歳ですが、健康寿命は一〇年も短い七四歳です。

私たちの日本の調査では、一日の塩の摂取が二グラム少ないと、約一年、平均寿命が長かったのですが、ここから考えると、もし日本人男性の塩の摂取量を現在の約一一グラムからＷＨＯの目標値である五グラム未満に減らせれば、二〜三年の健康寿命の延長効果があるのではないかと思います。

「塩の害」を減らすには、塩の摂取量を減らすことももちろん大切ですが、もうひとつ大事なのが、通称「ナトカリ比」（ナトリウム／カリウム比）と呼ばれる指標です。これは尿中のナトリウムがカリウムの分子量の何倍かという比率です。実は、塩の摂取量が同じでも、カリウムを多く摂れば、塩の害を減らすことができるのです。

そもそも、なぜ、塩を摂ると高血圧になるのでしょうか?

塩は塩化ナトリウムですから、体内でナトリウムイオンになります。

血管の壁の平滑筋細胞の中は、普段カリウムが多くナトリウムが少ない状態です。そのバランスを保つため、細胞の膜にはポンプが付いていて、細胞内のナトリウムを外に汲み出し細胞外からカリウムを汲み入れる働きをしています。

ところが塩の摂りすぎなどで、細胞内でナトリウムが過剰になると、ナトリウムは水を引き付けるため、細胞が膨れてきて血管の壁が厚くなってきます。

さらに、ナトリウムが多くなり過ぎると、ナトリウムを汲み出すためカルシウムが取り込まれますが、カルシウムイオンは血管を収縮させる作用があります。

ただでさえ、血管の壁が厚くなって血液が通りにくいところに血管が収縮し、血圧がどんどん高くなっていくわけです。

それを防ぐために重要なのが、先ほど説明した「ナトリウムを細胞外に汲み出しカリウムを汲み入れるポンプ」がスムーズに働くことです。

そもそも汲み入れるカリウムがたくさんあることが大事ですし、ポンプ自体がスムーズに動くことも大切です。そのポンプをスムーズに働かせるのがマグネシウムです。また、カリウムは腎臓で尿からのナトリウムの再吸収を抑制して排泄を促す効果もあります。

カリウムとマグネシウムをしっかり摂っておくと、こういった仕組みでナトリウムを体外に追い出してくれるので、塩の害が最小限に抑えられるのです。

また、細胞内では悪者のように見える「カルシウム」ですが、全身の栄養を調整している腎臓においては、カルシウムはナトリウムを引き連れて外に出ていくので、塩の害を減らすことに役立つのは、これまで説明してきた通りです。

カリウムは、野菜、果物に多く、マグネシウムは、海藻、大豆、ナッツ、雑穀などに多く含まれます。つまり、そういった食材を多く摂ることで、同じように塩分を摂っていたとしても尿中のナトカリ比が低くなるわけです。

日本人は塩を摂りやすい

たとえば、同じシルクロードに暮らす民族でも、ウイグル族は長命でカザフ族は短命なのですが、それもナトカリ比で説明できます。

カザフ族は、遊牧民族なので畑がなく、ほとんど野菜を食べないので、カリウムが少ない。

逆にウイグル族は、オアシスでの定住生活のため、豊富な野菜や果物を摂ることができ、「ポロ」と呼ばれる、野菜や干しぶどうを入れた炊き込みご飯を主食にしていました。カザフ族のナトカリ比は五を超えているのに対し、ウイグル族は四未満。これで食塩の害を防ぐことができていると思われます。

ちなみに、マサイ族はそもそも塩分の摂取量も少ないですが、常食していたヨーグルトにはカリウムも多く含まれることから、ナトカリ比はわずか〇・九でした。通常、ナトカリ比が三を切ると、脳卒中は少なくなります。

塩の摂りすぎが健康に悪く、適塩の食事が体にいいということ自体は、すでにご存じの方もいらっしゃると思います。ただ、分かっちゃいるけどなかなか実践できない、という方が多いのではないでしょうか。

何度も申し上げてきた通り、日本人の長生きの秘訣は大豆や魚の常食にあります。

大豆や魚の常食によって心臓死が世界的に見ても少ないことが、日本人の平均寿命を押し上げています。

ところが、日本人で大豆や魚をよく食べる人を調べると、一日に平均一二・五グラムも塩を摂っています。逆に大豆や魚をあまり食べない人は八・一グラムです。つまり、和食で大豆や魚を食べると、食べ方によって塩分も増えるというジレンマに陥るのです。

上手な減塩方法とは

それを解消するには、世界の長寿地域の食べ方が、大変参考になります。

たとえば、第3章でご紹介した、ハワイの長寿地域ヒロに移住した沖縄の人たちの食事です。大豆や魚を食べながらも塩分摂取量は一日六グラム、ナトカリ比は三を切っています。

ヒロには、魚介や肉をタロイモなどの葉っぱに包んで蒸す「ラウラウ」という家庭料理があります。素材を焼いたり煮たりすると、味つけで塩が多くなりがちですが、蒸すと、食材の味がよく出て、塩がいらなくなります。野菜も蒸すと甘くなり、何もつけなくてもおいしいです。

また、ポキやオーシャンサラダのように、マグロや海藻などにごまをかけて食べるのもいいアイディアです。

さらに、「ま・ご・わ・や・さ・し・い」食材（大豆など豆類・ごまやナッツなど種実類・ワカメなど海藻類・野菜・魚・しいたけなどきのこ類・いも類）を多く摂ると、カリウムやマグネシウム、食物繊維など、塩の害を打ち消す栄養素が多く摂れることを、森真理先生が食育研究からまとめました。

私自身も、毎日の食生活で塩分を減らし、ナトカリ比を下げるために様々な工夫をしています。

第1章でお話ししたように、朝は、きな粉やじゃこなどをヨーグルトに入れて食べます。じゃこは塩分が高いですが、ヨーグルトにはマグネシウム、カリウム、カルシウムが多いので打ち消されます。

また、ウイグル族の「ポロ」をヒントに、バナナや、レーズンなどのドライフルーツも入れます。果物にはカリウムや食物繊維が含まれますが、ドライフルーツであれば、栄養素が凝縮されているので、たくさん摂ることができます。

昼食は、いつも妻が作ってくれる適塩の弁当を食べます。

これまでの研究で、一日のうちの一食を適塩の理想的な食事に変えるだけで、血圧やコレステロールなどに効果があることが分かっていますので、私の場合は昼ごはんをその一膳にしています。

夜は会食などもあり、その際はみなさんと一緒に食事を楽しみますが、なるべく塩分は控えるようにします。

たとえば、お刺身は醤油をつけず、わさびだけで食べてもおいしいですし、野菜や海藻もお酢やごまなどを振って食べたりします。塩や醤油のかわりに、お酢やスパイスなどを使って食べる工夫をしてみるとよいと思います。

薄味を一週間試して

こういった食生活が功を奏して、私の二四時間尿をチェックすると、ナトカリ比は大体平均で一・三くらい。時々、〇・五など、マサイ族と競うレベルになることもあります。

たまに出張の時などに、お昼に駅弁を食べたりすると、すぐにナトカリ比が高くなりますので、手作り弁当の効果を身に染みて感じます。

塩を減らした食事はおいしくないと思われる方も多いのですが、実は一週間程度で慣れるものなのです。

「一日一膳」の研究時も、被験者の方々は、最初は「味が薄すぎる」とご不満のようでした。しかし、二週間目くらいから、全く同じ献立でも「少し味を濃くしてくれたんですか？」と聞かれることが多くなりました。実際には、塩分量は変えていないのですが、被験者の方の舌が薄味に慣れて、おいしく感じるようになったのです。

ですから、まずは一週間、試してみることをお勧めします。

加工食品や外食にも潜む塩

塩の害が世界でも広く知られるようになるにつれ、近年、国民や県民レベルなど社会全体で塩を減らそうという動きが起こっています。

日本でも、塩の摂取基準は厳しくなり、適塩が健康によいという食育が進められています。しかし、実際の日本人の食塩摂取量は、二〇〇九年から二〇一九年までの一〇年間で、男女平均一〇・七グラムから一〇・一グラムまで、たった〇・六グラムしか減っていません。

これは、個人が意識して減塩しても、加工食品や外食で食べる料理に入っている「隠れた塩」は避けることができないという理由もあると思います。

その「隠れた塩」にも手をつけたのがイギリスです。

イギリスでは、加工食品や外食産業で使われる塩の量を制限して、「隠れた塩」の摂取を知らぬ間に減らす政策を実施しました。

たとえば、パン一〇〇グラムに含まれる塩の目標量を、一・一グラムから一グラム、〇・九グラムへと段階的に引き下げたのです。毎日食べるものなのでこの効果は大きく、二〇〇三年から二〇一一年までの八年間で、食塩の平均摂取量は一日九・五グラムから八・一グラムまで、一・四グラムも下がりました。

その結果、血圧が下がり、一〇万人あたりの心筋梗塞死亡率は二三二人から四〇％減、脳卒中の死亡率は一三四人から四二％減となりました。

この適塩キャンペーンは、七億八〇〇〇万円の経費がかかりましたが、医療費節減効果は、年間二三〇〇億円にもなったとのこと。大変、素晴らしい成果を出したのです。

一方、イギリスのこの施策が「知らぬ間に減塩」方式だとすると、私たちが兵庫県の「健康ひょうご21県民運動」で取り組んだのは、「知って減塩」方式です。

兵庫県を海岸部と山間部、都市部の三地域に分け、二〇〇二～二〇〇四年にかけて住民健診で二四時間尿を集めました。

そして、そのデータをそれぞれの方にお知らせし、自分が一日に何グラムの塩を摂っているかが分かるようにしたのです。

それを三年間続けたところ、もともと平均が一日一二グラムだったのが三年間で一〇・一グラムとなり、一・九グラムも減りました。

特に、一日に二〇～三〇グラム以上という大量の塩を摂っていたグループの人たちが顕著に減ったのが特徴的でした。自分の塩の摂取量が分かると、非常に多く摂っていた人たちがまず、「これはいかん」と自分で気を付けるようになるのです。セルフチェックして知ることがいかに大事かということです。

この結果、一四〇〜一六〇ミリという、軽症の高血圧の方が二三％から一七％に激減しました。四人に一人、血圧高めの方が正常血圧になった計算ですから、これも非常に大きな成果を得られました。

さらに、研究所の森真理先生が試みたのは、ファミリーレストランのランチを、塩分を二・三グラム以下にし、野菜の多いメニューにして、二週間食べてもらうプロジェクトです。

すると、たった二週間で一日平均一二グラムが九グラムとなり、三グラムも減塩効果が表れました。

一日六グラムで脳卒中死亡率はゼロになるので、これを続ければ脳卒中は激減するでしょう。職場でも学校でも適塩食を食べられる食環境があれば、大きな効果が出るのです。

外食産業の方には、ぜひとも適塩のメニューを出すということを実践していただきたいと思います。

自分の塩分摂取量を調べる

また、二四時間尿を気軽にセルフチェックできる体制作りも急務だと思っています。

武庫川女子大学国際健康開発研究所では二〇〇八年から森真理先生が、ご自身の尿で栄養状態をチェックし、おいしい適塩食の調理法を身に付けられる〝誰でも食育先生プロジェクト〟を開始しました。参加者は血圧の気になる方もいらっしゃいましたが、講座に参加して適塩料理の方法を身に付けられ、卒業時には血圧が基準値以下に改善している方もいらっしゃいました。自分自身の食塩摂取量の確認ができ、自分がおいしいと思う適塩料理の作り方を身に付けることで、降圧効果も期待できるのです。

この講座は、二〇一五年から武庫川女子大学のオープンカレッジでも取り扱われ、二〇一八年から私も「きれいで元気になれる食育レッスン」の講師を務めています。

また、大阪府寝屋川市の薬剤師会がNPO法人世界健康フロンティア研究会と協力して、この食育講座を薬剤師に広める取り組みを始められました。このように、正しい知識のワクチンを広めることが全国に広がればと願っています。

減塩しているつもりでも、本当に減らせているかをセルフチェックすることと、適塩食が食べやすい食環境の両方がととのえば、日本人の健康寿命は確実に延びるはずです。

【塩分量の目安】

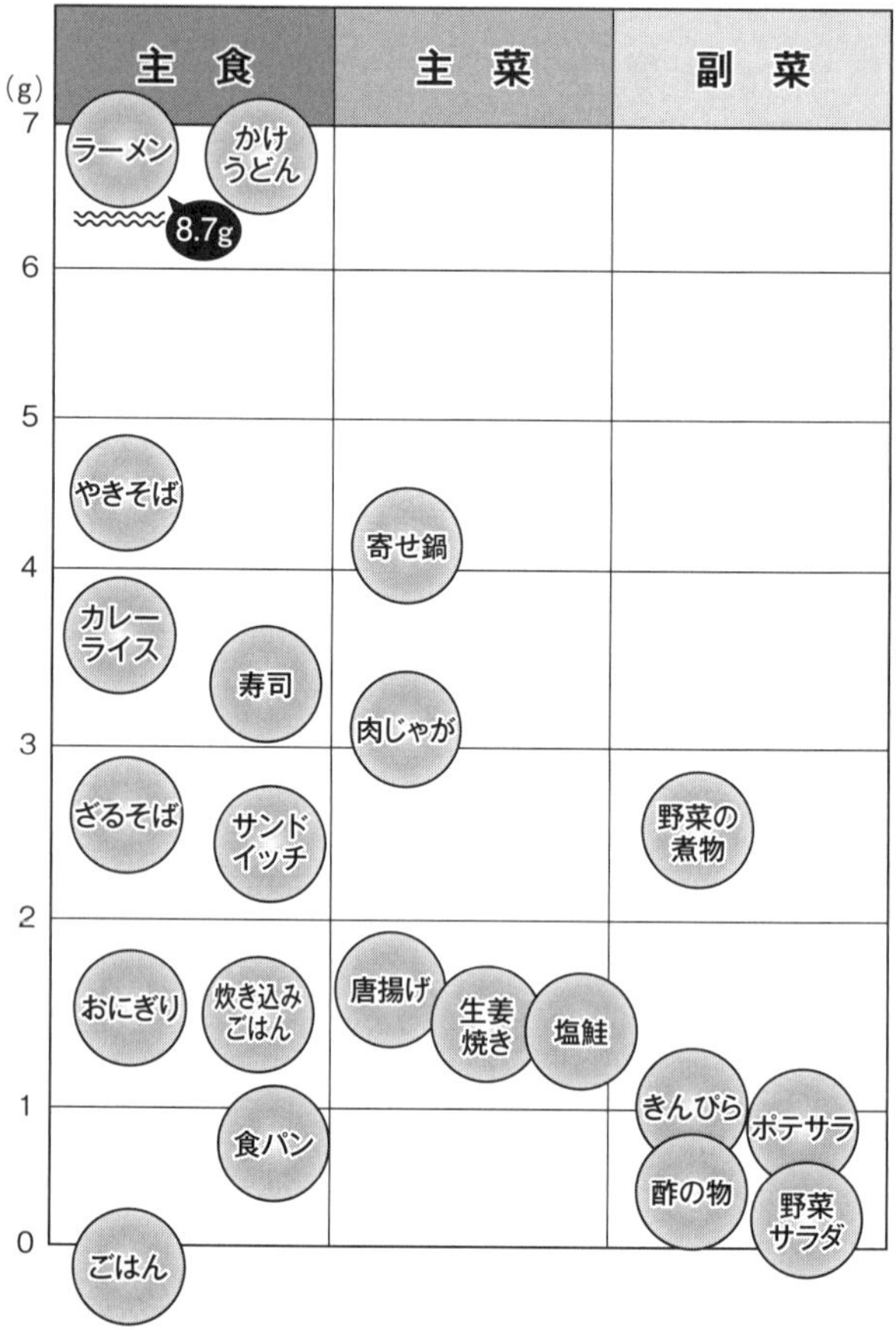

出典：長野県食生活改善推進協議会佐久支部、長野県佐久保健福祉事務所「よく食べる料理の塩分量の目安」を元に作成

第5章

「魚」が長寿にいい理由

世界の長寿・短命地域を四〇年にわたり健診して回る中で、様々な方と食事をご一緒する機会にめぐまれました。その時に気づいたことがあります。

長寿地域の方々と一緒に食事をすると、みなさん、とてもよく食べられるのです。お年を召している方でも、食卓に出されたものを本当に喜んで完食される方が多い。

ご紹介してきたジョージアの長寿村や中国の広州などでも、テーブルいっぱいに乗ったお皿を囲んで、家族や友達とわいわい食事をする風景を何度も見てきました。

一方で、日本のご年配者は、一緒に食事をしても、食べ物を残される方が多い印象です。私は今、八五歳ですが、私くらいの年齢になると、食が細くなってくる方が多いように思います。

また、三食作るのが面倒になって一日の食事回数が減ってしまったり、一品もののインスタント食品などで、簡単に済ませる方も多いのではないでしょうか。

二四時間いつでも食べ物が手に入る「飽食の日本」ではありますが、実は、高齢者の「低栄養」は大きな問題となっています。

「低栄養」とは、エネルギーやたんぱく質が足りなくて、健康な体を維持できなくなる状態のこと。

令和元年（二〇一九年）の国民健康・栄養調査によると、六五歳以上の方で、女性は五人に一人、男性は八人に一人が低栄養です。

また、八五歳以上の女性に限ると、全体の二七・九％、実に三〜四人に一人が低栄養状態です。

低栄養状態が続くと、身体の機能が低下し、身の回りのことをするのが難しくなり、筋肉がどんどん落ちて最終的に寝たきりの状態になりがちです。

二〇二二年、一〇〇歳を超える方が日本で初めて九万人を突破したのは、非常に喜ばしいですが、一方でかなりの方が寝たきりなのはとても残念なことです。

これまで繰り返しお伝えしてきたように、日本の平均寿命は男女平均で八四歳ですが、健康寿命は男女平均で七四歳。約一〇年間、寝たきりで過ごしている方も多いのです。

原因は、脳卒中や認知症、骨粗しょう症による骨折が多いのですが、その大きな鍵となるのが「たんぱく質」です。

たんぱく質は、筋肉、臓器、血管など身体のすべての素《もと》であり、体内で作れないので食事から摂取する必要がある「必須アミノ酸」九種類と、体内で合成できる「非必須アミノ酸」一一種類の計二〇種類から構成されています。

魚と大豆がもたらす効果

たんぱく質が長寿の鍵を握ることは、私の長寿研究の原点となった、遺伝的に一〇〇%脳卒中を起こす「脳卒中ラット」を使った研究で証明されました。

「脳卒中ラット」に、一%の食塩水を与えると、一〇〇日以内に脳卒中を起こして全滅してしまいます。

それを予防するには、脳の血管を強化する材料となるたんぱく質を与えればいいのではないかと考え、「魚」や「大豆」を与えてみたところ、血圧の上がり方が緩やかになり、ラットの寿命も延びたのです。

また、東京都健康長寿医療センターの調査でも、たんぱく質を多く摂っている人ほど寿命が長い、というデータがあります。

たんぱく質摂取の指標となる「血清アルブミン」の値を高い方から四グループに分け、追跡調査をしたところ、一番高いグループ（男性は四・六g／dL以上、女性は四・七g／dL以上）は一二年後にも八割の方が生存していましたが、一番低いグループ（男性は四・一g／dL以下、女性は四・二g／dL以下）は六割ほどしか生存していませんでした。

脳卒中ラットの研究で「魚」と「大豆」が寿命を延ばすことが分かったので、私はそれが人間にもあてはまるか、世界の長寿・短命地域を調査してきました。

この結果、人間でも「魚」と「大豆」が、健康長寿の鍵となることが明らかになってきたのですが、本章では、まず「魚」の持つ素晴らしい健康効果に焦点を当てて、お話ししていきたいと思います。

長寿栄養素「タウリン」

世界調査では、魚介類の摂取量を推測するマーカーとして「タウリン」の二四時間尿への排泄量を調べました。

「タウリン」とは魚介類に多く含まれる、アミノ酸の一種です。

カキ、サザエ、ハマグリ、シジミなどの貝類や、アジやサバといった近海魚、ブリやカツオの血合いの部分、カニ、イカ、タコ、エビなどに多く含まれています。

栄養ドリンクなどの広告で耳にしたことのある方も多いでしょう。

私が最初に魚のタウリンの効果に気づいたのは、四〇年以上も前に島根医科大学（現・島根大学医学部）で研究をしていた時です。

島根県は当時、長寿地域と短命地域がくっきり分かれており、隠岐島は島根県の中で脳卒中が少ない長寿地域でした。一方、山間部に入ると脳卒中が増え、短命になります。

長寿地域との大きな違いは、タウリンでした。隠岐島の方は魚を食べている量が多く、タウリンの排泄量が多かったのです。

タウリンは、実に様々な健康効果を持つ「スーパー栄養素」です。

たとえば、交感神経の緊張を鎮めてストレスや血圧を下げる効果があります。

また、胆汁を増やしてコレステロールや脂肪の排出を促すので、脳卒中や心筋梗塞

図４　心筋梗塞の年齢調整死亡率と尿中タウリン排泄量

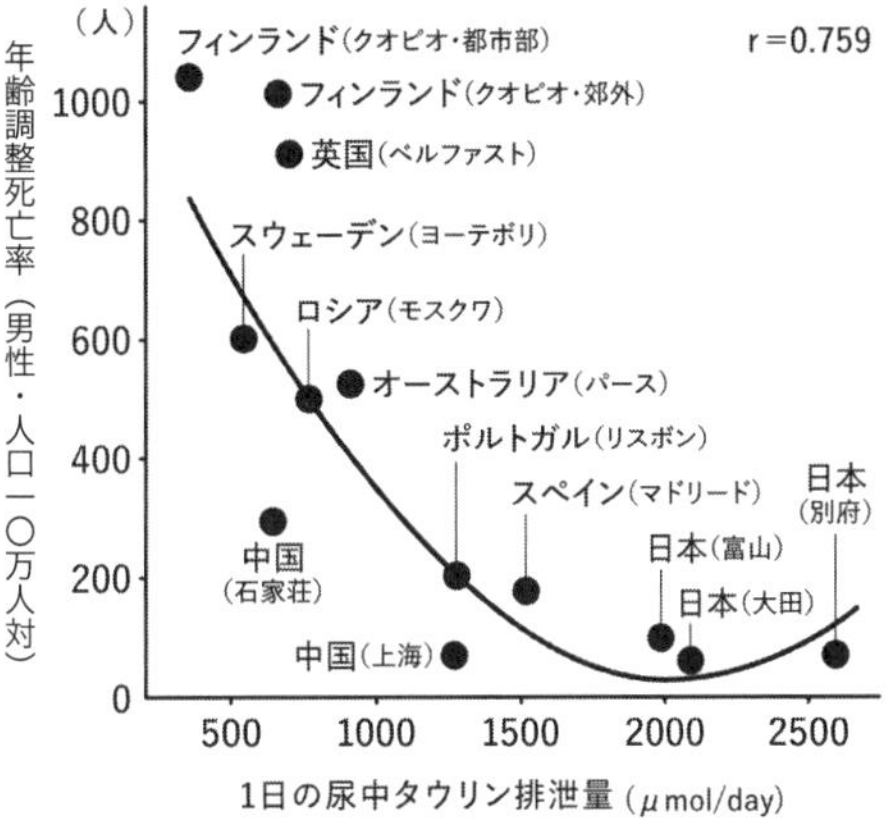

出典：WHO CARDIAC研究

などのリスクを下げます。

さらに、障害を受けた膵臓からのインスリン分泌を促進するので糖尿病の予防にもなります。

実際に世界調査で調べ、男性の二四時間尿のタウリンの量と心筋梗塞の死亡率との関係を地域別に表したデータがあります。それが図４「心筋梗塞の年齢調整死亡率と尿中タウリン排泄量」です（心筋梗塞死は若い方の死亡も多いので、その死亡率が高いと平均寿命は短くなります）。

世界で最もタウリンの排泄量が多い、つまり魚をたくさん食べているのが日本です。次に、スペイン、ポルトガルなどの地中海諸国です。

そして、タウリンの排泄量が多いほど、見事に、心筋梗塞の死亡率が低くなっていることがお分かりいただけると思います。

もう一つ、魚に特徴的な栄養素として、オメガ3脂肪酸があります。EPAやDHAと呼ばれるこれらの脂肪酸にも、血液サラサラ効果や、中性脂肪、コレステロールを抑える効果があります。

血中のオメガ3脂肪酸の割合と心筋梗塞死亡率との関係を調べた調査でも、血液中のオメガ3脂肪酸が六%を超えると、死亡率がぐっと減ることが分かっています。

これらの健康効果を得るために必要な魚の量は、一日に八〇～一〇〇グラム程度。切り身一枚程度の量ですから、ちょっと気を付けるだけで、無理なく摂れます。

和食と地中海食の共通点

魚介類をたくさん食べているのが、日本と地中海諸国であるというのは、示唆的です。

「地中海食」は近年、長寿食として話題になっています。地中海食とは、イタリア、ギリシャ、スペインなどの地中海沿岸の国々の人が食べている伝統的な料理のことで、二〇一四年にアメリカのハーバード大学の研究班が、寿命を延ばす効果があると発表しました。

私たちの調査でも、一九八五年、世界研究を始めたばかりの時に、これらの国（ギリシャ・イタリア・スペイン・ポルトガル）の六都市に出かけて、二四時間尿の採取と健診を実施しました。

これらの二四時間尿のデータと健診結果をもとに、長寿食といわれる「地中海食」と「和食」、そして「その他の西欧食」に分けてタウリンの排泄量や健診データを比較すると興味深い事実が分かりました。

ちなみに西欧食というのは、中央ヨーロッパから北ヨーロッパに住む人たちやそこから移住した人たち（スコットランド、アイルランド、スウェーデン、カナダ、ニュージーランド、オーストラリア）の食べている食事です。

この結果、タウリンは和食で圧倒的に多く、ついで地中海食、そしてその他の西欧食では少ないことが分かりました。

また、血圧は地中海食が最も低く（男性一二六・女性一一三）、微差で次に和食（男性一二八・女性一二二）、そして西欧食（男性一三一・女性一三〇）の順です。

コレステロール値は和食が一番低く（男性一七三・女性一七四）、次に地中海食（男性一九六・女性二〇八）、西欧食（男性二一一・女性二二二）という順になりました。

和食と地中海食の共通点は「タウリン＝魚」にあり、和食は血圧やコレステロールの数値が大変よいことが分かったのです。

寿命を縮める魚の食べ方

ただし、魚を食べてさえいれば、どんな食べ方でもいいというわけではありません。それを端的に示す、面白い調査結果があります。

カナダの北東にあるニューファンドランド島はご存じでしょうか？

世界三大漁場として名高い、漁業の盛んな島です。当然、現地の人は魚をたくさん食べているだろうと思い、私たちはその島で健診をしました。

また、比較のために、同じカナダでも、フランス語圏で食文化もフランスに近い東部のケベック州、モントリオールでも健診をすることにしました。

その結果は非常に意外なものでした。

高血圧は、ケベックが男性一五%、女性一二%しかいないのに、ニューファンドランド島は、男性が四九%、女性が四三%と、半数にも迫る勢いです。

さらに、肥満の人もケベックは男性一五%、女性一〇%なのに、ニューファンドランド島では男性四三%、女性三一%もいるのです。コレステロールもニューファンドランド島のほうが数値が悪い。魚の豊富さからいえば、ニューファンドランド島のほうがずっと上だろうに、これはなぜなのでしょうか?

その原因は、魚の「食べ方」にありました。

ニューファンドランド島は、魚が獲れすぎるので、塩漬けに加工して、どんどん北米大陸に輸出します。そして、自分たちも、その塩漬けの魚に衣をつけて揚げ、ポテトフライと一緒に「フィッシュアンドチップス」として、食べるのです。

「脂と塩」は悪魔の〝短命コンビ〟だと言いましたが、この地の魚の食べ方がまさにそれでした。

一方、ケベックの人たちは、セントローレンス川で獲れる魚介を、毎日のように、新鮮なまま、ふんだんに食べています。

二四時間尿を調べると、ケベックのほうが塩の摂取が少ない上に、塩の害を打ち消すカリウムを含む野菜も多く摂っています。

同じカナダに住んで、健康によいはずの魚を食べていても、食べ方次第で、天と地ほどの差が出るというよい例です。

肉は健康にいいのか？

一方、魚と並ぶ重要なたんぱく質源である、牛肉、豚肉、鶏肉などの肉類は、健康にいいのでしょうか？

答えは、それも「食べ方による」です。

肉も良質なたんぱく質であるのは事実ですが、動物性脂肪も多く含むので、普通に食べると、コレステロールや中性脂肪の摂取量も多くなるのが一番の問題です。

特に肉の「脂と塩」の悪魔の短命コンビを日常的に摂っている地域は、ほとんどが短命です。

たとえば、前述した、岩塩を大きな肉にはたきつけて食べる「シュラスコ」という名物料理のあるブラジル。

羊の肉と塩茶やバター茶を摂る習慣のあるシルクロードのカザフ族。

これらの地域は、脂いっぱいの肉と大量の塩を一緒に摂っているので、心臓死が多くて短命です。

ちなみに、琉球大学大学院医学研究科の益崎裕章教授の研究では、動物性の脂肪には、喫煙やアルコール以上の中毒性があることが、動物実験でわかっています。

動物実験の段階ではありますが、人間社会でも、脂肪が豊富な肉や、ラードの流入によって、たちまち長寿食文化が崩壊に向かうケースが多いことを考えると、非常に気になる結果です。

長寿地域の賢い肉の食べ方

一方、長寿地域の肉の食べ方には大きなヒントがあります。

たとえば、コーカサス地方のジョージア。

仔牛など、一頭全部をボイルし、脂の抜けたお肉に、砂糖を使わないプルーンのジャムを付けて食べます。

また、小さく切った肉を串焼きにして脂を落とし、カレー粉やスパイス、こしょうなどで味付けして食べます。脂が落ちている上に低塩ですから、健康的です。

肉ばかりでなく、淡水魚、ヨーグルトなどのたんぱく質もよく食べます。

さらに、野菜や果物も豊富に摂るのですが、それらに含まれる食物繊維は、コレステロール値を下げる働きがあります。

こういった食生活から、ジョージアは日本人の一・三倍もたんぱく質を摂取しているのに、コレステロール値はさほど高くなく、当時の日本並みの低いレベルでした。

また、何度かお話しした、ハワイ島のヒロの「ラウラウ」という、葉っぱに包んで肉を蒸す調理法も参考になるでしょう。

こちらも蒸すことで脂が落ちることに加え、葉っぱの香りをまとうので塩分が少なくてもおいしく食べられるのです。

ハワイ島のヒロの沖縄移民は、日系人の中で世界一の長寿をいち早く達成しましたが、ここでは、魚、肉、豆腐（大豆）と様々なものからたんぱく質を摂り、さらに、低脂肪・低塩での食べ方が根付いています。また、抗酸化作用の強い野菜や果物、さらにはコレステロール値を下げる海藻も豊富に摂っています。

ちなみに、海藻を食べる国は世界でも少ないのですが、私は海藻に大きな可能性があると思っております。

海藻はマグネシウムや食物繊維も豊富ですし、タウリンやDHA、EPAなど魚介類の持つ重要な栄養素を含むものもあるのです。

魚を食べられないヴェジタリアンの方にとっても、「海藻」は大きな恵みとなるでしょう。

蒸し魚は簡単でおいしい

本章では、魚の健康効果についてお話ししてきましたが、世界の六〇地域以上を回っても、日本ほど魚をおいしく食べられる国は類を見ないと感じます。

日本では、様々な種類の魚を、新鮮なお刺身で食べられます。魚の種類によっても味わいが違うし、同じ魚でも季節によって違います。

その繊細な味の個性を味わうためには、お刺身を食べる時にも、べったりと醤油をつけずに、わさびを少しだけつけて食べるのがおすすめです。そのほうが健康にいいのはもちろん、魚自体の味をぜいたくに味わえるように思います。

お刺身で食べられない場合は、焼き魚や煮魚にすると塩分が増えてしまいますので、中国料理でよくある「蒸し魚」にするのがおすすめです。野菜も一緒に蒸すと一石二鳥。電子レンジでチンすると簡単です。

蒸すと本来の味が強くでるので、低塩でもおいしくいただけます。また、魚に含まれるタウリンは水に溶けやすいので、ぜひ、溶け出たスープも一緒に飲むようにしていただければと思います。

ちなみに私は、毎日、お昼に妻の手作り弁当を食べることにしていますが、そこにはほぼ必ず蒸した魚介類と大豆が入っています。魚だけでなく、蒸したエビやカキなどがいつも入っているのです。

また、時々はこれらにプラスして、肉が入ることもあります。その場合も、脂肪の少ない鶏肉や、しゃぶしゃぶのように湯通しして脂を落とした牛肉などが多いです。外食する場合、洋食のレストランで食べる時は、いわゆるポトフを選び、肉と野菜を一緒に食べるようにします。

このようにして、様々な種類のたんぱく質を、低塩・低脂肪で摂るようにいつも心がけています。

【タウリン含有量の多い食材】

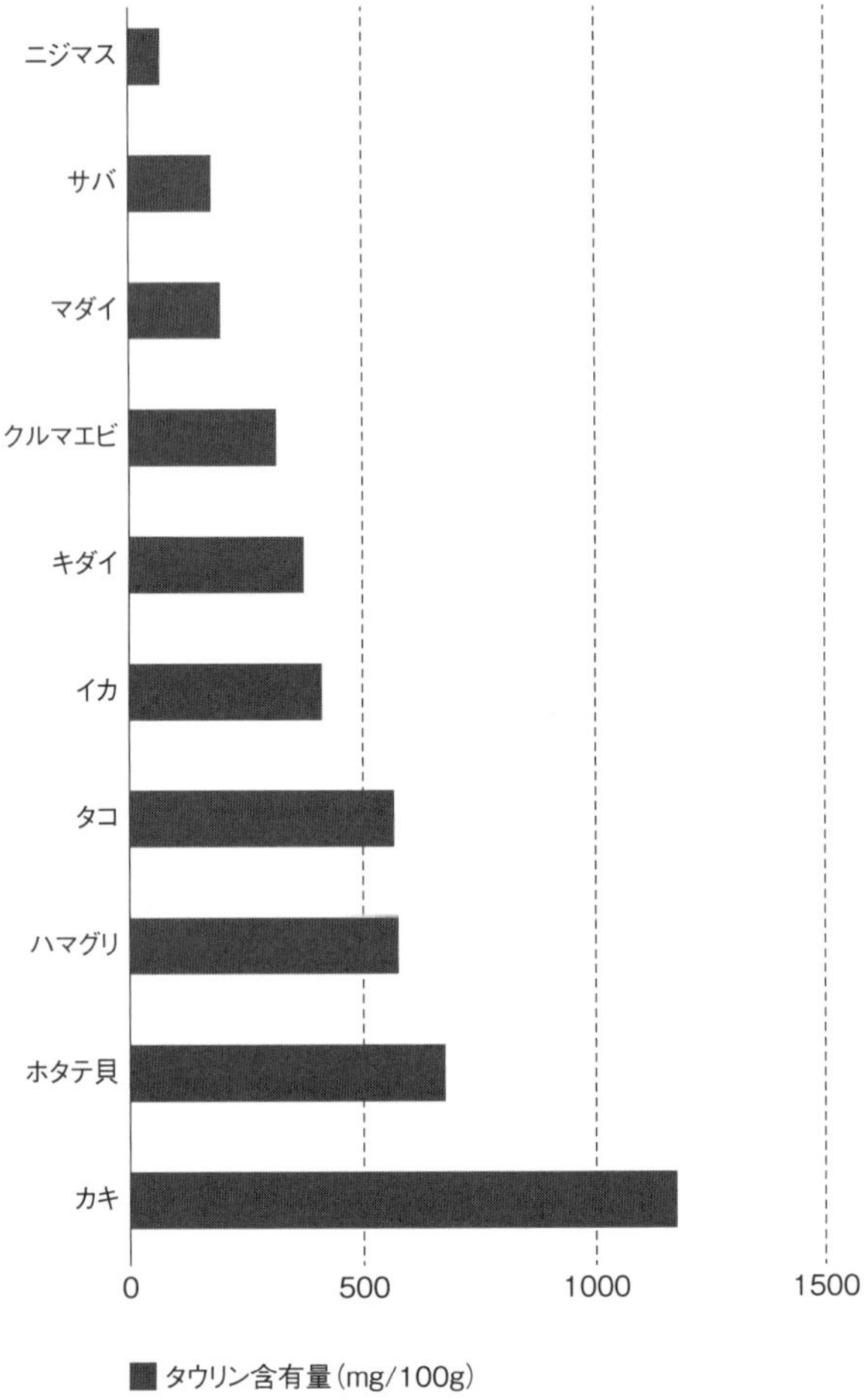

第6章

世界最強の食材「大豆」のパワー

長寿・短命地域の調査を一九八五年に始めた時、私たちが注目した地域のひとつに中国がありました。

ご存じの通り、中国は広大な領土を持ち、地域によって食文化が大きく異なります。中国の様々な地域の、食と健康の関係を調べてみたいと思い、食文化の大きく違う五つの地域の健診計画をたてました。

都市部の北京、農村部の石家荘（河北省）、東部の都市・上海、「食は広州にあり」と言われる広州（広東省）、高地のラサ（チベット自治区）の五か所です。

それぞれの地区で二四時間尿から食べている栄養を探り、血圧や血液の検査をして、食と健康の関係を調べましたが、非常に対照的だったのが「広州」と「ラサ」でした。

広州は、食塩摂取量が一日平均で五グラム未満と、世界でも最低レベルで、高血圧の方もほとんどいませんでした。これは「食は広州にあり」と言われるだけあって、新鮮な食材に恵まれ、保存食をほとんど食べないという食文化が理由だと思われます。

一方、ラサは、海抜三七〇〇メートルという高地で、野菜や果物はほとんど採れません。そして日常的に塩茶やバター茶を飲み、保存食である塩漬けのヤクの肉を食べます。二四時間尿から一日平均一六グラムもの塩分を摂っていると分かり、これは世界最高レベルでした。

「塩」と「脂」の過剰摂取が短命食の特徴であると、これまで繰り返しお伝えしてきましたが、まさにそういった食生活で、しかも、塩の害を打ち消すカリウムを含む野菜や果物はほとんどなく、長寿のキモである魚介類も、先祖を水葬してきたので決して食べないというのです。

実際に血圧を測ると、四割の人が高血圧で、二〇〇ミリを超える超高血圧が多い。しかも突然死が多く、中国の中でも短命地域であることが分かりました。

しかし、突然死はチベットでは「行いがよいので仏さまの元に招かれた」と祝福され、鷲に食べてもらって天に帰る鳥葬に付されることが多いとのことでした。

人民解放軍に救出された

私たちは、突然死の原因が、食塩過剰摂取による「脳卒中」なのか、脂肪過剰摂取による「心臓死」なのかを判別するために、ご遺体の血管を観察したいと思い、実際の「鳥葬」の様子を見学させていただく機会を得ました。

早朝に、大きな石の鳥葬台にご遺体が載せられ、僧侶の祈禱が始まると、多くの鷲が舞い降りてきました。それとともに、遺体の解体が始まります。私たち健診チームは最敬礼しながら、ご遺体に近づいて、大動脈などの血管の状態を観察しようとしました。

すると、その時、周囲から私たちに向けて石つぶてが次々と飛んできて、健診チームの一人に当たったのです。危険を察した私たちは、バラバラに岩陰に隠れ、その間に、鷲たちがご遺体をついばみ天に持ち帰っていきました。

せめて大動脈に動脈硬化があるか確認できればよかったのですが、結局死因は特定できず、私たちはジープで駆け付けた人民解放軍によってなんとかその場から救出されました。

このように、様々な事件に遭遇しつつも私たちは中国五都市での健診を終えたのですが、その後、中国側から、「実は、長寿で有名な地域があるのでそこの調査もしてほしい」と依頼され、追加でその地域の調査に行くことになりました。

その知られざる「長寿地域」が貴州省の省都、貴陽でした。

貴州省は中国の南西部、雲貴高原に位置し、プイ族とかミャオ族といった少数民族が全省人口の三分の一を占める地域です。

当時、中国では最貧省に近いにもかかわらず、なぜか長寿者が多いのでその理由を調べてほしいとのことで、一九八七年と一九九七年に調査に行きました。飛行機の上から大地を見ると、高地にお椀で土を盛ったような丸い山がポコポコとあり、山肌は白い色をしています。石灰の多いカルスト地形なので、稲作には不向きと思われ、おそらく主食はお米ではないだろうと推測しました。

大豆食品のオンパレード

現地で聞くと、主食は、大豆とトウモロコシとのこと。この二つを同じ土地に混栽していました。これは非常に理にかなった農法です。

大豆は、根粒バクテリアが大気中の窒素をアンモニアに変換（窒素固定）し、植物の生育に欠かせない窒素肥料を自分で作りだします。大豆はトウモロコシより収穫時期が早いのでまず大豆を収穫し、その茎や葉を土に戻し、それがトウモロコシの肥料にもなるというわけです。

現地のマーケットに行ってみると、たくさんの野菜と一緒に色とりどりの大豆が並んでいました。そして、屋台では、生の豆腐、焼き豆腐、厚揚げなど、さまざまな豆腐製品が売られています。

一番感心したのは、「干豆腐」という、硬めの豆腐を圧縮、脱水させ、干して作られたものです。それを薄切りにしたり、麺のように細切りにしたりして、豆乳などで茹で、唐辛子を入れたピリ辛の味付けで、うどんのように食べるのです。

納豆も売っていました。

納豆の発祥の地は日本だという話を以前聞いたこともあったので、これには大変驚きました。

しかも、この地では、藁《わら》に包まなくても、蒸した大豆に干した布をかけておくだけで納豆ができるというのです。

おそらく、空気中に納豆菌がたくさんいるのでしょう。納豆の本当の発祥地はこのあたりなのではないかと思いました。

健診の結果は、中国では広州に次いで食塩摂取量が少なく、一日平均九・二グラム。血圧も平均一一二ミリと低めでした。さらに、女性は通常、更年期を迎えると女性ホルモンの作用が少なくなり高血圧になりやすいのですが、貴陽では血圧の上昇があまり認められませんでした。

この健診結果から、私たちは、大豆に多く含まれる物質「イソフラボン」に、その秘密があるのではないかと推測したのです。

イソフラボンは、大豆の茎になる「胚軸」の部分に多く含まれ、女性ホルモンの「エストロゲン」の構造と非常に似ている物質です。

心筋梗塞を防げる

そこで私たちは、まず、一〇〇％脳卒中を起こす遺伝子を持った「脳卒中ラット」に、イソフラボンを餌に入れて食べさせる実験を計画しました。

ところが、当時、純粋なイソフラボンは一グラムが約一〇〇万円もする高価なもので、とても使用できるものではありません。

困っていたらたまたま、ある会社が大豆食品を作る時に、胚軸の部分が白くてカビのように見える上に味も苦みがあるので、わざわざ胚軸を外して使っていると聞きつけ、その胚軸をいただき、ラットの餌に混ぜ込みました。

「脳卒中ラット」も、卵巣のあるメスは、通常、オスに比べて緩やかに血圧が上がり、ゆっくり脳卒中が起こります。

ところが、卵巣を取って女性ホルモンをなくした「更年期ラット」は、オスと同様に血圧が上がりやすく、脳卒中も起こりやすくなります。

食べる量も増えて肥満になりやすく、毛づやもなくなります。

そこで、卵巣を取った「更年期ラット」に、大豆の胚軸を混ぜ込んだ餌を与えてみると、肥満傾向が解消され、血圧も上がりにくく脳卒中も起こりにくくなり、さらに毛づやまで美しくなりました。

女性ホルモンと似た効果を持つイソフラボンが、長寿の鍵を握っている可能性が出てきたのです。

そこで今度は、人間のデータで分析してみました。私たちが、これまで世界中で調べてきたデータを見ると、「男女不平等」な病気に「心筋梗塞」があります。

心筋梗塞は心臓の血管が動脈硬化で詰まって起きる病気ですが、調査地域の中で最も心筋梗塞死亡率が低い日本でも一番高いスコットランドでも、常に女性の心筋梗塞は男性の三〜四割程度しか起こりません。非常に性差の大きい病気なのです。

そのひとつの原因が、動脈硬化を予防する女性ホルモンにあると考えられ、これが女性の平均寿命が男性より長い理由のひとつともいえます。

そこで、世界の調査地域での「心筋梗塞の死亡率」と、女性ホルモン様物質である「大豆イソフラボン」の摂取量との関係を調べてみたところ、見事なデータが出ました。

日本や中国など、大豆イソフラボンを多く摂っている国は心筋梗塞死が少なく、摂取が少ない国は心筋梗塞死が多いのです。

なぜ、イソフラボンの摂取が多いと、心筋梗塞が少ないのでしょうか。

第3章でも少し触れましたが、まず、イソフラボンは、血中で女性ホルモン様の働きをし、血管を裏打ちしている内皮細胞の遺伝子に働きかけて一酸化窒素（ＮＯ）を作ります。これにより、血管が拡張し、血液もサラサラになって血栓ができにくくなります。

ただし、一酸化窒素は非常に不安定なので、体内で活性酸素（ほかの物質を酸化させる力が非常に強い酸素）に出合うと効果が失われてしまいます。

ですから、活性酸素を抑える抗酸化栄養素（緑黄色野菜の色素や、ビタミンＡ、Ｅ、Ｃなど）とイソフラボンを一緒に摂ると最強の働きをしてくれます。

たとえば、貴州省の豆腐料理には「シソ」が添えられているものがあります。シソなどの香味野菜は抗酸化力が非常に高いので、イソフラボン＋抗酸化栄養素という黄金ルールにのっとっているわけです。

また、イソフラボンには、動脈硬化の原因となる悪玉コレステロール（ＬＤＬ）を減らす作用もあります。肝臓の細胞には、ＬＤＬのレセプター（受容体）がついていて、これがＬＤＬを取り込むのですが、イソフラボンはこのレセプターを増やし、細胞内への取り込み量を増やすので、血中のＬＤＬ値が下がるのです。

一九九九年に、アメリカの食品医薬品局（ＦＤＡ）も、一日二五グラムの大豆たんぱくの摂取が心筋梗塞などのリスクを下げると認めました。

そのおかげで、私たちは、世界で大豆を食べていただく介入研究が実施できるようになりました。

スコットランドでも話題に

ハワイの日系人を対象にした実験では、一日二五グラムの大豆たんぱくに相当する「きな粉」をクッキーやスープ、ジュースなどに混ぜ込んで、被験者の方々に食べてもらいました。すると、大豆を食べたグループは四〜八週間で尿中のイソフラボン排泄量が上がり、血圧やコレステロール値が下がってきました。

また、心筋梗塞が西ヨーロッパで最も多いスコットランドでも、大豆たんぱく入りのパンを毎日、食べてもらう介入研究をしました。

現地のパン屋さんに協力してもらい、毎朝食べるパンに大豆たんぱくを混ぜ込んでもらって、普通の小麦パンを食べるグループと大豆パンを食べるグループとを比較し、後者は五週間で、平均の血圧や悪玉コレステロール値の低下が大きいことを確認しました。

スコットランド人にとってのパンは、日本人にとってのお米と同じで、皆さん味や匂いに非常に敏感です。大豆の匂いは欧米では「ビーニースメル」（大豆臭）と言われ、家畜の餌の匂いのようで嫌われるので、現地のパン屋さんの協力で匂いや味を変えずにおいしいパンを作ることにこだわって研究にこぎつけました。

当時のローカル紙に、「死を招く心筋梗塞と戦う地元のパン屋さん」と大きく報道されたのはよい思い出です。

同様の研究は、沖縄からブラジルに移住した沖縄県人会の方々や、高血圧と肥満の多いオーストラリアのアボリジニの方々でも行い、大豆が生活習慣病のリスクを下げることを確認しました。

がん細胞の活動も抑制

世界調査のデータから分かったのは、心筋梗塞の予防効果だけに留まりません。実は、イソフラボンは、がんの死亡率とも深い関係があるのです。

特に顕著なのは、性ホルモンが関係する乳がんと前立腺がんです。

大豆摂取の少ないアメリカやヨーロッパでは、乳がんや前立腺がんの年齢調整死亡率（人口の年齢構成を一定にして比較）が高く、大豆摂取の多い中国や日本では低いのです。これも、イソフラボンの女性ホルモン様作用によるものと考えられます。

乳がんの細胞を培養液に入れ、女性ホルモン（エストロゲン）を入れるとがん細胞は増殖しますが、イソフラボンを入れるとそれが抑制されます。がん化した乳腺の細胞にあるエストロゲンのレセプターに、構造が似たイソフラボンが入り込むため、エストロゲンが入れなくなってがん増殖を抑えると考えられます。

前立腺がんも男性ホルモンによる増殖作用がありますので、イソフラボンが男性ホルモンのレセプターを抑制するなどの効果の研究もされています。

さらに、喫煙などが少なく、がんのリスクが男性より少ない女性では、イソフラボンを多く摂っている国で、すべてのがんの年齢調整死亡率も低い傾向があると分かってきました。

がん細胞は、遺伝子の変化によって生まれますから、健康な人の身体の中でも、毎日発生しています。

免疫などによって退治されずに残ったがん細胞は、新しい血管を作る「血管新生」を起こして血液中の栄養を摂って育ち、全身に転移し、やがて患者さんは死に至ります。

ところが、イソフラボンには、この「血管新生」を抑える効果があることが分かってきました。血管が作れないと、がん細胞は栄養を摂りこむことも広がることもできず、兵糧攻めにあうわけです。

こういった仕組みによって、がんの増殖や転移が抑制され、あらゆるがんによる死亡率が下がるのではないかと思われます。

さらにイソフラボンは、骨粗しょう症も予防します。骨がもろくなって起こる大腿骨骨折は、寝たきりになる大きな原因です。

ハワイの日系人を対象にした研究では、イソフラボンの摂取量が多い人ほど、骨のカルシウム量が多くなっていました。また、骨からカルシウムが抜けていく時に尿中に排泄されるデオキシピリジノリンという物質が少なく、骨から抜けるカルシウムの量も少ないことが分かりました。

イソフラボンは、骨からカルシウムが溶け出るのを食い止める働きをしているのです。

肌のきれいな人が多い

また、世界健診で気付いたのは、大豆をよく食べている地域は肌のきれいな人が多いことです。イソフラボンは末梢循環を良くするので、肌の健康にもよいようです。

このように、イソフラボンの健康効果だけでも無数にあるのですが、大豆には長寿のための重要ミネラルであるマグネシウムも豊富に含まれています。

マグネシウムは、第8章でもさらに詳しく解説しますが、体内の三〇〇以上の生命反応にかかわっており、塩の害を打ち消す「ナトリウムポンプ」を動かす働きもしているのはこれまでお話ししてきた通りです。

もちろん、良質なたんぱく源であることは言うまでもありません。まさに大豆は、

「世界最強の長寿食材」といってよいほどのスーパー食材、天然のサプリなのです。

ところが、残念なのは、日本の若い世代で大豆の摂取量が少なくなっているという尿健診の結果です。

兵庫県の住民健診では一〇代の女性の摂取量は大人世代の半分以下。一週間に一～二回しか食べない人が多いということが分かりました。このままでは、今後、心筋梗塞や乳がんなどが増えていく可能性もありますので、なんとか大豆を摂っていただく工夫をしていただければと思っています。

ＦＤＡが効果を認めた一日に二五グラムの大豆たんぱくというのは、納豆にすると通常サイズだと約三パック、乾燥大豆でいうと六〇グラムくらいです。

このくらいの量を毎日食べるようにしたいものです。

醤油は置かない

私も大豆や大豆製品を毎日食べています。

塩分を増やさずに大豆を摂るには、蒸し大豆や茹で大豆で食べるのがおすすめです。

野菜と食べても、魚と合わせてもおいしいです。

調味料なしの自然の味で私は十分においしく感じますが、貴州省の人々が食べていたように、ピリ辛の味付けにしてもよいですね。

唐辛子やカレー粉などのスパイスを使えば、塩分は少なくても、食べ応えのある味となります。

納豆も、調味料のついていないものを選んで毎日食べています。醤油は食卓に置いておりませんので、入れません。からしだけを入れたり、あるいは、刻んだ昆布やワカメを混ぜたりして食べます。海藻のほんのりした塩分と歯ごたえで、とてもおいしくいただけます。

毎朝食べるヨーグルトにも、スプーン二杯ぐらいのきな粉を入れています。さらにじゃこも入れると、大豆と魚の両方が一度に摂れます。

このように、大豆と、魚や海藻などの海の幸を一緒に摂ると、長寿栄養素であるイソフラボンとタウリンなどが一度に摂れるので効果的です。

また、料理に混ぜ込むなら、おからや粉豆腐なども便利です。これならお豆腐や納豆が苦手な人でも食べられます。

粉豆腐というのは、「長寿県」として名高い長野県の伝統食材で、高野豆腐を粉末状にしたものです。味にあまり癖がなく、ハンバーグに混ぜ込んだり、クッキーやパンケーキに混ぜ込んだり、いろいろ使える便利な食材です。

最近は、私が三〇年以上前に貴州省で見つけた「干豆腐」が日本でも手に入りやすくなりました。「豆腐干絲《かんす》」といった麺タイプなどで、中華食材店や通販で入手できます。麺の代わりとして食べられるので非常にヘルシーですね。

肉のように成型した「大豆ミート」も増えてきました。二〇年前、ハワイの日系人に鳥の餌と言われた頃からおいしく進化しました。野菜とともに蒸すのがおすすめです。

大豆の食べ方のバリエーションはどんどん増えています。〝適塩で〟ぜひいろいろ楽しんでください。

【イソフラボン含有量の多い食材】

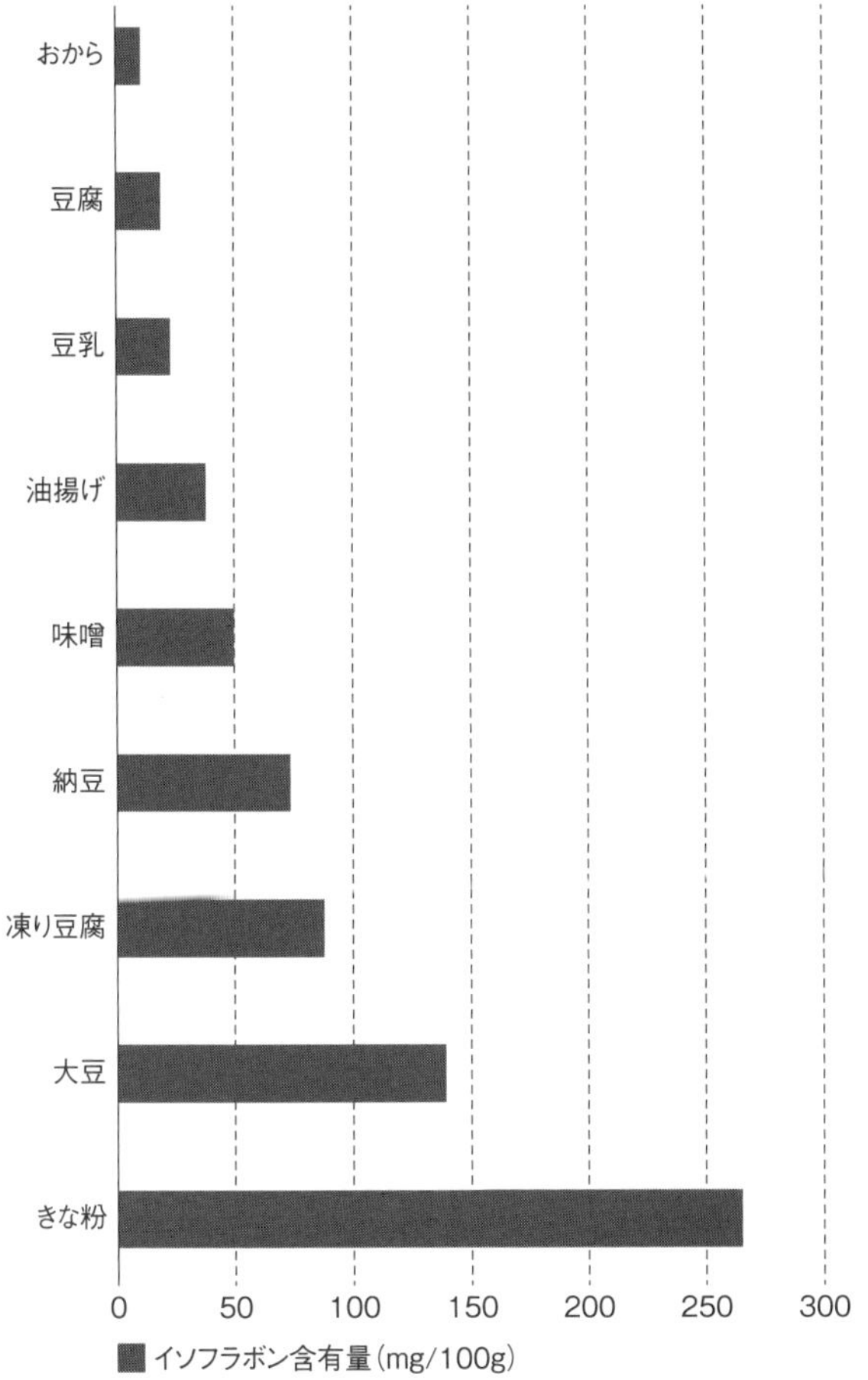

出典：厚生労働省「大豆及び大豆イソフラボンに関するQ&A」を元に作成

第7章

長寿と関係の深い「ヨーグルト」の秘密

健康寿命を左右する重要な食材が「塩（salt）、魚介類（seafood）、大豆（soy）」という三つのSであることを、第4章から第6章でお話ししてきました。

本章では四つ目の食材として、「ヨーグルト」を詳しく紹介したいと思います。

ヨーグルトなどの発酵した乳製品は世界の長寿国でよく摂られていますが、ヨーグルトには塩の害を打ち消してくれるカリウム、カルシウム、マグネシウムが多く含まれているのです。ですから、ヨーグルトは、伝統的な「和食」にはない食材ですが、塩分過多になりがちな日本人にこそ、必要とされている食品なのです。

私がヨーグルトの持つ素晴らしい効果に気づくきっかけとなったのは、一九八六年に、当時、世界の長寿地域として知られていたコーカサス地方ジョージアのオセチア地区の調査に訪れたことでした。

前述したように、当時のオセチア地区は各家庭で牛を飼い、新鮮な牛乳で伝統的なヨーグルトを作っていました。

ヨーグルトの種菌は代々その家に伝わるものを使い、各家庭で味が違います。それぞれの家庭が味に誇りを持ち、昔の日本でいうと「ぬか床」に近いイメージかもしれません。

しぼりたての牛乳と種を弥生土器のような素焼きの壺に入れて常温で発酵させてヨーグルトを作るのですが、これも理にかなっています。

亜熱帯地域なのでそれなりに気温が高いのですが、素焼きの壺だと水がしみ出て蒸散熱が発散され、適度に中が冷えるのでしょう。

二四時間尿の分析では、塩分摂取量は、一日一四グラムと当時の日本の平均値よりも高いにもかかわらず、ナトカリ比（カリウムに対するナトリウムの比率）は低く、塩の害が打ち消されていました。これは、カリウムが多い野菜や果物、ヨーグルトを多量に摂っているためだろうと思われました。

そこで、コーカサス特有の「ヨーグルト」の秘密を知るべく、各ご家庭で作っているヨーグルトの種をいただいて、分析用に日本に持ち帰ったのです。

大発見のカスピ海ヨーグルト

持ち帰った種に牛乳を足して、日本でも同じように作ってみたところ、すごい勢いで増えていきます。あまりにも増えるので、知人にも分けたところ、酸味が少なくまろやかな味や、常温で増やせる手軽さ、お通じがよくなる効果などが評判を呼び、手渡しでどんどん広がっていきました。

予想をはるかに超えた広がり方に、私は「食中毒が起きたら大変だ」と心配になり、当時の兵庫県知事でのちにＮＰＯ「食の安全と健康ネットワーク」代表も務めた貝原俊民氏にお願いして、企業に呼びかけていただき、最終的に、凍結、乾燥させた安全な種菌を量産していただくことができるようになりました。

このヨーグルトは「カスピ海ヨーグルト」と呼ばれ、一大ブームとなりましたので、ご存じの方も多いと思います。

ジョージア発祥のこの「カスピ海ヨーグルト」の最大の特色は、そのまろやかな味わいと、独特の「粘り気」にあります。

この独特の粘り気は、分析したところ、菌の特徴によるものでした。カスピ海ヨーグルトの菌は、こん棒状の桿菌《かんきん》ではなく、丸い球菌なのです。小さな球体がつながり表面積が大きくなるため、菌の表面で産生され粘り気の元となる「粘性多糖体」をたくさん作れるというわけです。

そして、実はヨーグルトの「粘り気」は、健康効果に大きな意味を持ちます。

動物実験で、粘り気の少ないヨーグルトと、粘り気の強いヨーグルトを食べさせて比較すると、粘り気の強いヨーグルトのほうが食後の血糖値の上昇がゆっくりしていることが分かっています。この「血糖値がゆっくり上がる」という効果が、現代人にとって非常に重要な意味を持ちます。

スローカロリーな食品

ここで「血糖値」について、説明しておきましょう。

血糖値は血中のブドウ糖濃度を指し、食事が消化されブドウ糖として血中に取り込まれると上昇します（血糖値の上昇）。こうして血糖値が上がると、すい臓からインスリンが血管内に分泌され、ブドウ糖が筋肉や脂肪などに取り込まれるように働き、血糖値が下がります。

インスリンの分泌が低下したり、効果を発揮できなかったりすると血糖値のレベルが常に高い状態になり、「糖尿病」となります。健康な人はインスリンが血糖値をコントロールしてくれているのです。

ところが、空腹時は血糖値が低い人でも、喉が渇いたら甘い清涼飲料水を飲み、お腹がすいたら甘い菓子パンを食べるような食生活をしていると、食後に血糖値が急激に乱高下するようになります。

これが「血糖値スパイク」と呼ばれる状態で、糖尿病のように常に血糖値が高い状態以上に、健康によくないことが最近の研究で分かってきています。

血管の内皮細胞を培養し、血糖値を大きく変動させると、血管の細胞に炎症が起こってくるのです。その炎症が起こると、インスリンが効きにくくなります。それが重なると、血糖値がどんどん上がり、糖尿病になります。

また、急激に上がった血糖値を下げようと、インスリンが一度に大量に出ると、小型の脂肪細胞が脂肪をため、次第に肥大化していきます。

肥大化した脂肪細胞は、血圧を上げる悪玉物質を作るので、高血圧になりやすくなります。また、脂肪細胞が肥大化すると、アディポネクチンという、脂肪から放出さ

図5　血糖値の変動

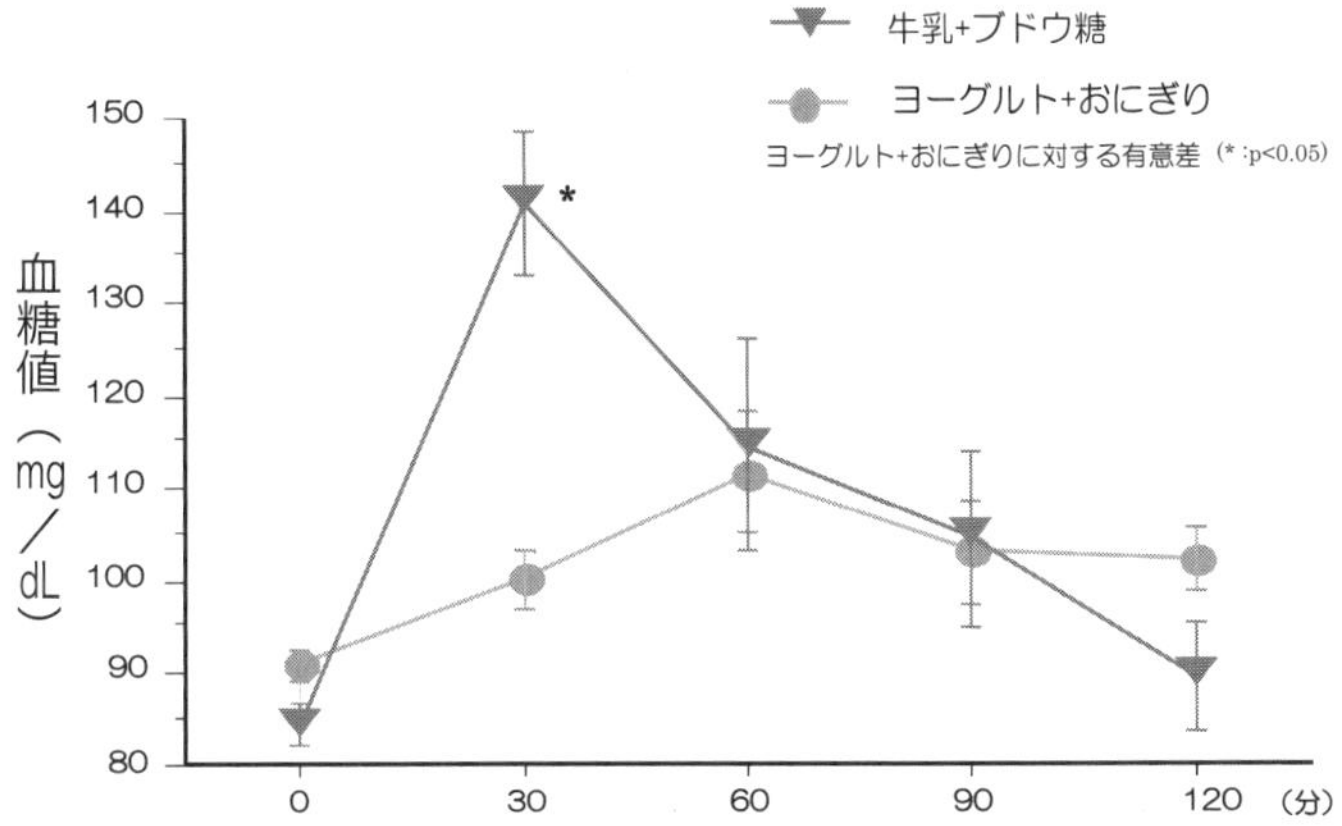

出典：森真理ら、第56回日本栄養改善学会学術総会より改変

れ炎症を抑える善玉ホルモンも出にくくなります。

要するに、食事による血糖値の変動は、なるべく緩やかなほうが健康によく、粘り気の強いヨーグルトがそれをかなえてくれるのです。

図5をご覧ください。食べた物で血糖値の変動を測った実験があります。牛乳にブドウ糖を加えた場合と、ヨーグルトとおにぎりの場合です。

どちらも食べてしばらくすると血糖値が上がりますが、「ヨーグルトとおにぎり」はその上昇が低く、その後、血糖値も緩やかに変化していきます。

このグラフにはないですが、牛乳とおにぎりを食べた群と比べても、血糖値やインスリンの上昇は緩やかで、低下も緩やかなのです。

このように、ヨーグルトは血糖値の乱高下を抑え、緩やかに上げる「スローカロリー」の代表的な食品といえるのです。

ワクチン接種時がチャンス

ヨーグルトのもつ、もうひとつの大きな健康効果が「免疫力」のアップです。

私たちが食べたら、たちまち下痢を起こしたぶどうの皮や種を、ジョージアの老人たちは平気で食べていたことを第2章でご紹介しました。

この事実から、私たちはヨーグルトが、腸内細菌叢（腸の中にすんでいる多種多様な細菌の集合体）を変化させ、免疫力を上げるのではないかと考え、それを実験的に検証してみました。

免疫力を測る実験は難しいのですが、唯一、確かめられるのはワクチンを打つ時です。

ワクチンを打って抗体価が上がるということは、免疫の反応がよいということ。つまり抗体価の上がり方が免疫力の指標として使えるのです。

そこで、インフルエンザのワクチンを打つ時期を利用して、カスピ海ヨーグルトを一日に一〇〇グラム摂る群と、プラセボ群（牛乳に粘り気をつけたものを飲む）との間で、ワクチン接種後の抗体価の上がり方を見ることで免疫力の違いを調べました。すると、カスピ海ヨーグルトを摂取した群は抗体価が上がりやすい、つまり免疫力が高まっているということが分かったのです。

腸は外界から多くの異物が入ってくる器官ですから、それらと戦うために、たくさんの免疫細胞が集まっています。

腸内細菌は約一〇〇〇もの種類があり、その働きによって「善玉菌」「悪玉菌」「日和見《ひよりみ》菌」に分類されますが、通常、その比率は、善玉菌が二〇％、悪玉菌が一〇％、日和見菌が七〇％と言われています。ところが、加齢によって善玉菌が五〜八％くらいに減ってくると、免疫力も落ちてくるのです。お年寄りが新型コロナやインフルエンザで重症化しやすいのはこのためです。

しかし、ヨーグルトを食べると善玉菌が増えて、この腸内細菌叢に好影響を与え、免疫力がアップするのだと考えられます。

認知症になりにくい

すでに何度かお話ししていますが、「たんぱく質」は健康長寿の鍵となります。

日本では今、八五歳以上の男性の一七・二%、女性は二七・九%が低栄養状態であり、筋肉の衰えたフレイルの状態になりやすいと言われています。それが健康寿命を損なうことにつながるのですが、その大きな原因がたんぱく質摂取の少なさです。

第5章でも紹介しましたが、血液の中のたんぱく質量を表す血清アルブミン値の多い人から少ない人までを四群に分けて、追跡した調査では、アルブミンの少ない人ほど早く亡くなり、アルブミンの多い人は長く生存したという結果が出ています。

乳製品は手軽なたんぱく質源となりますが、実は、中でも、ヨーグルトはアルブミン値が上がりやすいことが判明しています。

牛乳に粘り気をつけたプラセボ群と比べると、ヨーグルトのほうが、発酵して吸収されやすいのか、アルブミン値がよく上がりました。

また、乳製品の摂取が認知機能をよくするというデータもあります。

九州大学が福岡市に隣接した糟屋郡久山町（人口約九〇〇〇人）の住民を対象に一九六一年から追跡調査した久山町研究では、乳製品を多く摂る人ほど認知症になりにくいということが分かっています。

六〇歳以上の男女一〇八一名を対象とし、乳製品の摂取量を多い方から少ない方まで四群に分けて調査したところ、アルツハイマー病は、乳製品の摂取が少ない群を一〇〇%とすると、乳製品摂取の一番多い群で六三%、血管性認知症（脳卒中が原因で起こることが多い）では六九%という低い発症率でした。

また、大豆、魚や海藻、野菜、乳製品を多く摂っているグループは、そうでないグループに比べて認知症の割合が六割程度に抑えられていました。特に脳血管性の認知症が半分以下に低くなっています。

大豆、魚、海藻、野菜と乳製品というのは非常に示唆的です。

大豆、魚、海藻、野菜は、和食の特徴でもある長寿食材です。ただし普通に食べると塩分が多くなりがちです。

そこで、それらにプラスして乳製品を摂ることで、塩分の害を打ち消すカリウムやマグネシウム、カルシウムが摂れるのです。

ヨーグルトを自分で育てる

私も長年、家でカスピ海ヨーグルトを手作りしています。

ヨーグルトの種菌に普通の牛乳を加えれば、ヨーグルトは作れます。最近は種菌が食品メーカーのフジッコなどで通販されていて入手しやすいです。牛乳などを注ぎ足せば、ヨーグルトを繰り返し作れるのです。

手軽に作るには、開封した牛乳や豆乳のパックの中に、そのまま種菌を入れるとよいでしょう。器を殺菌する手間を省けます。

また、専用のヨーグルトメーカーで作ると、温度管理や発酵後の冷蔵も自動でしてくれますので、非常に便利です。

私は長年、牛乳を入れて作ってきましたが、最近では豆乳で作ることもあります。

そうすると、ヨーグルト自体にすでに大豆が入っていることになりますので一石二鳥なのです。

いろんな豆乳で試してみましたが、おからの成分も入った無調整の豆乳だと、ヨーグルトの種菌と相性がよく、粘り気のあるいいヨーグルトができます。

いろいろなもので試して作りたいので、もととなる牛乳を加えたヨーグルトの種菌はつねに手元に残しておくようにしています。

手作りではなく市販のヨーグルトを選ぶ場合は、無糖のものを選んでください。甘いヨーグルトは意外に多く糖分が加えられています。

そして、少なくとも一週間くらい同じ種類のものを食べ続けてみるといいと思います。

腸内細菌叢は、個人差が大きいので、ヨーグルトの菌との相性にも差があります。一週間食べ続けても、お通じがよくなるなどの効果が感じられない場合は、別の種類のヨーグルトに替えてみましょう。

自分にとって効果の感じられるものを探すのがおすすめです。

また、ヨーグルトを摂るのは、私は朝ですが、私の友人で夜にヨーグルトを摂るようにしてから二〇年、毎朝快便が続いて喜んでいる方もいます。

最強のトッピングは？

すでに何度かお話ししましたが、私は朝にさまざまなものをトッピングしたヨーグルトを食べます。

牛乳のヨーグルトでしたら、大豆の粉である、きな粉を加えます。

また、タウリンなどの海の成分を摂るために、じゃこやとろろ昆布などを加えます。

バナナや、レーズンなどのドライフルーツを入れたり、最近では乾燥野菜を入れたり、クルミやアーモンドなどナッツ類を加えたりして楽しみます。

どうしても甘味がほしい人は、はちみつがスローカロリーなのでおすすめです。

このようにいろいろなものをトッピングすれば、健康によい「ま（大豆など豆類）・ご（ごまやナッツなど種実類）・わ（ワカメなど海藻類）・や（野菜）・さ（魚介類）・し（しいたけなどきのこ類）・い（いも類）」食材のうち、「ま・ご・わ・や・さ」の五種類を摂ったことになります。

朝の一食だけで、非常にバランスのよい食事になりますから、時間のない現代人にぴったりですよね。

朝にヨーグルトをきちんと摂っておくと、昼夜に塩分（ナトリウム）を多少摂っても、その害を打ち消してくれるカリウム、マグネシウム、カルシウムなどが多く摂れるので、とてもありがたいところです。

ヨーグルトはお料理や、お酒を割ったりするのにも使えます。

私は以前、「死ぬ前に飲んだり食べたりしたいものは？」という取材を受けた時に、「赤ワインのカスピ海ヨーグルト割り」を挙げました。

ロゼのような色で、やわらかい味となり、アルコールの吸収を抑え健康にもよいと思います。

日本では、ヨーグルトはデザートのように思われている方が多いかと思いますが、マサイ族にとってはそれこそ主食ですから、食事として考えればいろんな食べ方のアイディアが湧くと思います。

結局、世界最強の長寿食というのは、東洋と西洋の知恵の融合だと思うのです。大豆とヨーグルトを合わせた「豆乳のヨーグルト」も一つの可能性ですし、また、大豆を西洋でも摂りやすく加工した大豆ミートなども、さらに広まれば、世界の人々の健康寿命を延ばすことに役立つのではないかと期待しております。

第8章

「マグネシウム」が減ると短命化する

チベットなど世界の短命地域は塩の摂取が多く、逆に、長寿地域でよく摂られているのが、魚介類、大豆、ヨーグルトなどの乳製品であることをお伝えしてきましたが、実は、それら長寿食材に共通して多く含まれる栄養素があります。

それが「マグネシウム」です。

マグネシウムというと金属のイメージが強いので、意外に思われる方もいるかもしれません。

人が必要とする五大栄養素には「糖質・たんぱく質・脂質・ビタミン・ミネラル」があります。

マグネシウムは、この中の「ミネラル」に含まれる栄養素です。

ちなみに、食塩に含まれるナトリウムや、野菜に多いカリウム、小魚に多いカルシウムなども、すべてミネラルの一種です。

マグネシウムは、地球の地殻で七〜八番目に多い元素であり、海水にも多く、生体の中でも四番目、細胞内で二番目に多いミネラルです。

体温や血圧、ホルモン分泌の調整、筋肉の収縮などを助け、生体内の三〇〇以上もの生命反応に関わっています。

種実類や豆類、海藻や魚介類、乳製品などに多く、飲み水にも含まれており、近年は長寿の栄養素としても非常に注目されています。

中国で短命と長命が共存

私たちは一九八七年から中国の西域、シルクロードを調査しました。

新疆ウイグル自治区のオアシスに住むウイグル族は、当時一〇万人あたりのセンテナリアンが一三・五人と長寿で有名でした。日本は一九九八年でも一〇万人あたり八人でしたから、いかにすごい数字か分かると思います。

ところが、同じ自治区で放牧生活を営むカザフ族のセンテナリアンは一〇万人あたり、たったの一・二人。ウイグル族の一〇分の一にも満たなかったのです。

同じ自治区に住む二つの民族になぜこのような違いが出るのかということで、私たちは両民族を健診しました。

アルタイ山脈で遊牧生活を営むカザフ族は、パオと呼ばれるテントに暮らし、羊を放牧しています。畑を持たないので、野菜は全く食べません。放牧している羊の肉や脂は、徹底的に利用し、大鍋で煮て脂肪ごと食べつくします。

さらに、大麦を揚げたパンや、麺のようなものも食べています。

そして日常的に飲むお茶は、塩茶かバター茶です。

これまで何度もお話ししてきた最悪の短命コンビ、「脂と塩」を日常的に摂取しているうえに、野菜がないので、塩の害を打ち消すカリウムも摂れません。

一方、長命のウイグル族はタクラマカン砂漠のオアシスに定住する農耕民です。

夏は四五度以上、冬は零下二〇度にもなる厳しい気候ですが、地下でつながった用水路（カレーズ）には、天山山脈、崑崙《こんろん》山脈の雪解け水が流れ、オアシスは緑豊かで、豊富な農産物が作られています。

私たちは、オアシスの街であるホータンやトルファンで健診をしましたが、ウイグル族の食卓は非常に特色がありました。

まず、第４章でも少し触れた「ポロ」という炊き込みごはんです。主食はお米なのですが、お米に羊肉や、にんじん、玉ねぎなどのたくさんの野菜を一緒に入れて炊くのです。冬場で野菜がない時には、干しぶどうなどのドライフルーツを入れます。オアシスではお米を十分に収穫できないので、野菜や果物でかさましをするようになったのではないかと思っていますが、これはバランスよく栄養が摂れるので、非常に良い食べ方です。私は、世界で一番よい「ごはん」だと思っています。

肉は羊が多いのですが、焼いて脂を落として食べます。しかも塩味ではなく香辛料で味付けしています。また、オアシスは川や湖もあるので淡水魚を食べることもあります。さらに、酸乳と呼ばれるヨーグルトを毎日飲んでいました。

こういった食生活のため、ウイグル族はカリウムやマグネシウムの摂取が多く、塩の害が打ち消され、カザフ族よりも血圧が低く抑えられていました。

この違いだけでも、ウイグル族が長寿で、カザフ族が短命な理由は明らかですが、さらに私たちが目をつけたのは、生活のすべての源となる「水」の成分でした。

飲み水が長寿を決める

オアシスの村には、人工の用水路が引かれ、遠く天山山脈や崑崙山脈から砂漠の下を流れてきた水が通っています。それを日々の生活用水としても使い、夏の暑い日には水路の上にベッドを置いて寝るなどさまざまに活用しています。

その水を日本に持ち帰って分析してみたところ、ウイグル族の住むホータンやトルファンの水は、マグネシウムが非常に多く含まれていることが分かりました。図6をご覧ください。ホータンでは一七・九mg／L、トルファンで一六・三mg／Lでした。一方、カザフ族の住むアルタイの水は二・一mg／Lで、ホータンやトルファンの八分の一ほどです。

飲料水は毎日飲むものですので、微量であっても、かなり影響が大きいと思われます。

高血圧者がほとんどいない長寿地域である中国・広州の水も調べたところ、こちらもマグネシウム量は六・八mg／Lと高く、アルタイの三倍以上であることが分かりました。

また、日本では、長寿でギネスブックにも載ったことのある泉重千代さんを生んだ鹿児島県・徳之島の水を、鹿児島大学の宮本篤教授と共同研究で調査したことがあり

図6　飲料水中のマグネシウム量

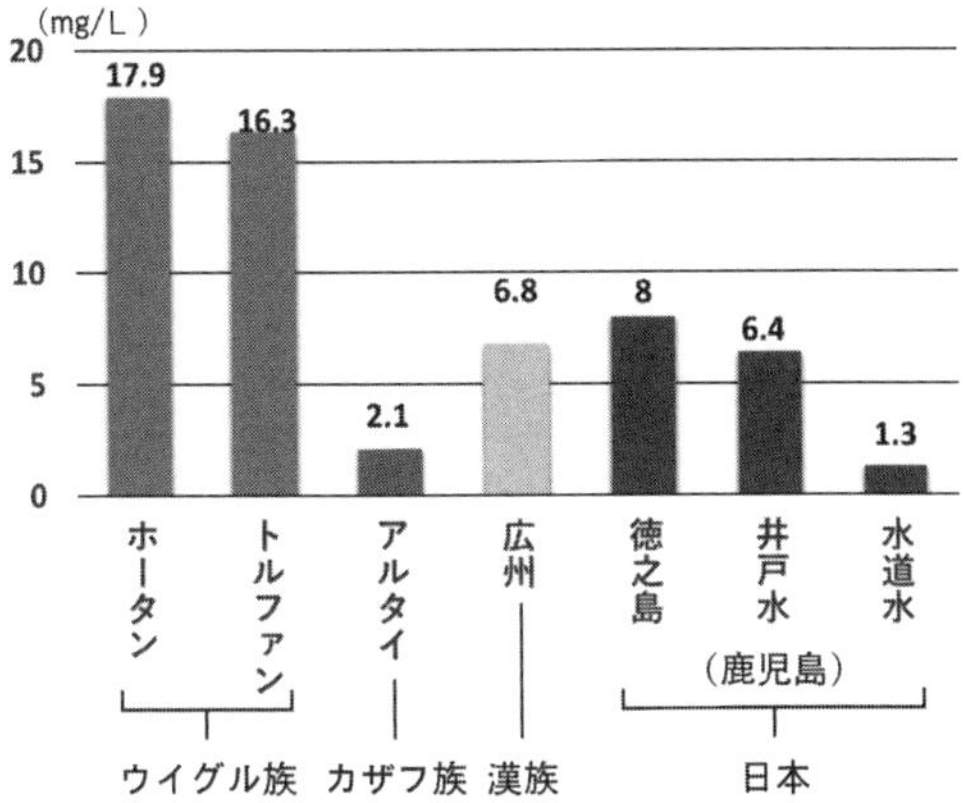

出典：日本のデータ／鹿児島大学宮本篤教授　中国のデータ／WHO共同研究センター情報誌1992

ます。

泉重千代さんは、泉という名前の通り、水源のある地に家がありました。その井戸水を宮本先生に測っていただいたところ、こちらもマグネシウムの多い水だと分かりました。

マグネシウムの摂取は、健康とどう関係があるのでしょうか？

さらに詳しくお話ししていきたいと思います。

マグネシウム不足で病気に

私たちの世界調査では、二四時間尿に含まれるマグネシウムの量も測定しています。

そこで今度は、測定した世界中の人の尿中のマグネシウム（筋肉量を表すクレアチニンで割って補正）を、多い人から少ない人まで五段階に分け、肥満・高脂血症・高血圧との相関を調べました。

すると、マグネシウムを一番多く摂っている群は、肥満、高脂血症が一番少ないことが分かりました。

これを「一」とした時、最もマグネシウム摂取の少ない群では、肥満や高脂血症はなんと、二・七倍にもなることが分かりました。また、塩分との関係が大きい高血圧も、一・五倍くらい多くなっていました。

肥満、高脂血症、高血圧は、脳卒中や心臓死の大きな原因となりますので、マグネシウムの摂取が長寿に影響していることは明らかです。

また、近年、肥満がどんどん増えている沖縄で、琉球大学の益崎裕章教授たちと沖縄の子どもたちの尿中マグネシウムを調べたところ、子どもでさえも、マグネシウムが少ないと肥満の傾向があることがはっきりと出ました。

マグネシウムが不足すると、高血圧や心筋梗塞などの虚血性心疾患以外にも、骨の形成に影響が出たり、不整脈や筋肉のけいれんを引き起こしたり、神経過敏や抑うつを起こすことが分かっています。

和食の長寿の秘訣が、魚のタウリンと大豆のイソフラボンにあることはすでに説明しましたが、魚と大豆にはマグネシウムも多いので、和食はマグネシウムも豊かです。そして、世界のもうひとつの長寿食である地中海の食事も、魚を多く摂るのでタウリンが多く、またナッツや乳製品でマグネシウムも多いことが分かりました。

世界調査で訪れたスペイン、イタリア、ギリシャなどの地中海地域六都市（地中海食）と、地中海から離れた欧米六か国・地域（西欧食）、日本国内の六か所（和食）で調査した二四時間尿と健診結果を比較したところ、面白いことが分かりました。

和食も地中海食も、西欧食に比べて、タウリンとマグネシウムが多く、血圧やコレステロール値は西欧食地域よりも低くなっています。

高血圧と高コレステロールは、心筋梗塞などの心臓死のリスクですから、和食や地中海食は、西欧食に比べて確かに長寿食だと言えます。

ところが、この二つの長寿食には共通する欠点があります。それは両者とも西欧食より塩分量が多いこと。しかし面白いのは、塩分が多いと本来血圧は高くなるはずですが、なぜか、この二つの長寿地域は西欧食地域よりも血圧が低いのです。

塩分過多な日本を救うもの

理由は、尿を調べるとすぐに分かりました。地中海食は、カリウムが多かったのです。つまり、野菜や果物をたくさん摂っている。カリウムを豊富に摂っているから塩の害が消されているのです。

ただ和食は、地中海食どころか西欧食よりもカリウムが少ない。野菜を摂っていないという証左です。

では、和食の何が塩の害を抑えてくれているのかというと、タウリンとマグネシウムです。

タウリンは交感神経を鎮静化するなどして血圧を下げ、マグネシウムはナトリウムを細胞内から外へ汲み出すポンプを動かす働きをします。

日本人を対象に、マグネシウムの摂取量とタウリンの摂取量が多い人からそれぞれ三つに分け、どちらも一番多く摂っている群と、両方とも一番少ない群を比較しました。

その結果、タウリン、マグネシウムが多い群は、少ない群に比べて、肥満が少なく、善玉コレステロールが多く、動脈硬化指数が低いことが分かりました。これで心筋梗塞などの心臓死のリスクが低くなります。

そして、もう一つ。タウリンやマグネシウムが多い群は、葉酸も多いことが判明しました。葉酸は、妊婦さんに必要な栄養素として有名でしたが、実は近年、認知症予防に有効だと期待されているのです。ですから、タウリン、マグネシウムを多く摂っている人は認知症になりにくい可能性があります。

ちなみに、地中海食や西欧食と比べた時の和食の強みは何かというと、「肥満」が非常に少ないことです。

和食は、お米が主食なので、脂肪分のカロリーが低いという理由が一つ。そしてもう一つは、大豆のイソフラボンの摂取が多いからではないかと思い、尿中のイソフラボンの量も調べてみたところ、イソフラボンはやはり和食がダントツに多いのです。地中海食でよく使われるひよこ豆にも、イソフラボンは含まれていますが、大豆ほどではありません。

更年期になると、間食が増えたり甘いものに手を出しやすくなったりする傾向があります。女性ホルモンが減少した影響によるものですが、大豆を食べることで抑えられる可能性があります。実際に尿中のイソフラボンが多い地域は、男性も女性も肥満が少ないのです。

よく、マグネシウムやタウリンの話をすると、「サプリで摂るのはどうですか?」と聞かれることがありますが、できれば、食事から摂ってほしいと思います。

大豆を摂れば、マグネシウムだけでなくイソフラボンもビタミンEも摂れます。魚を摂れば、タウリンやマグネシウムだけでなく、EPAやDHAなども摂れます。一度に健康に役立ついろいろな栄養分を摂取できるのです。

縄文食が命を育む

マグネシウムと人類は、進化上も深いつながりがあります。今から三八億年前、最初の生命は、マグネシウムの多い海で誕生しました。

単細胞の生命の中にすでにマグネシウムがあり、細胞内外のバランスを保つために非常に重要な役割をしていました。

それが多細胞に進化し、海から淡水域へ出る時、浸透圧の調節が必要になりますが、それを担ったのがタウリンのようです。だから、タウリンは今も淡水と海水が交わるところに棲む貝類に多く含まれています。

さらに生物が陸に上がるようになると、海水に多いナトリウムが不足するので、ナトリウムを尿から再利用する仕組み（ＲＡＡ系）が作られますが、このナトリウム再利用のポンプを動かすエネルギー生成を助けているのもマグネシウムです。

こうして陸に上がった人類の祖先が主に食べていたのは、やはりマグネシウムの多い木の実や貝でした。こう考えると、マグネシウムは、一貫して生命現象に深く関わり、人類の進化の底力となってきたことがお分かりいただけると思います。

福井県にある鳥浜貝塚は、縄文時代草創期から前期にかけての遺跡ですが、湖の底の泥でつつまれたような状態で見つかったため、「縄文のタイムカプセル」と呼ばれています。

それをもとに、縄文人が食べていたものを分析したところ、総カロリーの約四二％をドングリ、クリ、クルミ、ヒシといったマグネシウムの多い木の実から、約五八％を魚や貝、獣から摂っています。「縄文食」はマグネシウムの多い山の幸とタウリンの多い海の幸を中心にした食事だったのです。

ところが今、世界的な傾向として、ファストフードを食べるようになり、マグネシウムはどんどん摂りにくくなっています。米や小麦は、精白すると「抜け殻」になるのです。

米一〇〇グラムに含まれるマグネシウムの量は、玄米なら一一〇ミリグラムですが、精白すると五分の一の二三ミリグラムになってしまいます。

たとえば、インドでも肥満、高血圧、糖尿病が急増しています。マグネシウムの摂取が減り、ナトリウムが増えたのは、精白小麦から作るナンを食べるようになったこととと無縁ではないでしょう。

アフリカでも、都市に住むと途端にマグネシウムが減り、ナトリウムが増えます。インスタント食品や保存食には、塩分が多くマグネシウムの少ないものが多いのです。生きるための食事から嗜好性の高い食事になると、マグネシウムは減りナトリウムが増えるのです。

私は、ナトリウムをマグネシウムで割った比率は、まさに都市化の指標であると思っています。都市では精白した穀類やパンを主食とし、塩分の多い保存食や加工食を食べるので、この比率が高くなります。そしてこの傾向が進めば、高血圧、肥満、高脂血症が多くなり、長寿文化は崩壊していくことが多いのです。

その中にあっても、今なお新鮮な魚や大豆、海藻などが豊富な日本は、縄文食を日常的に摂れる、世界でもまれな国だと思います。

【マグネシウム含有量の多い食材】

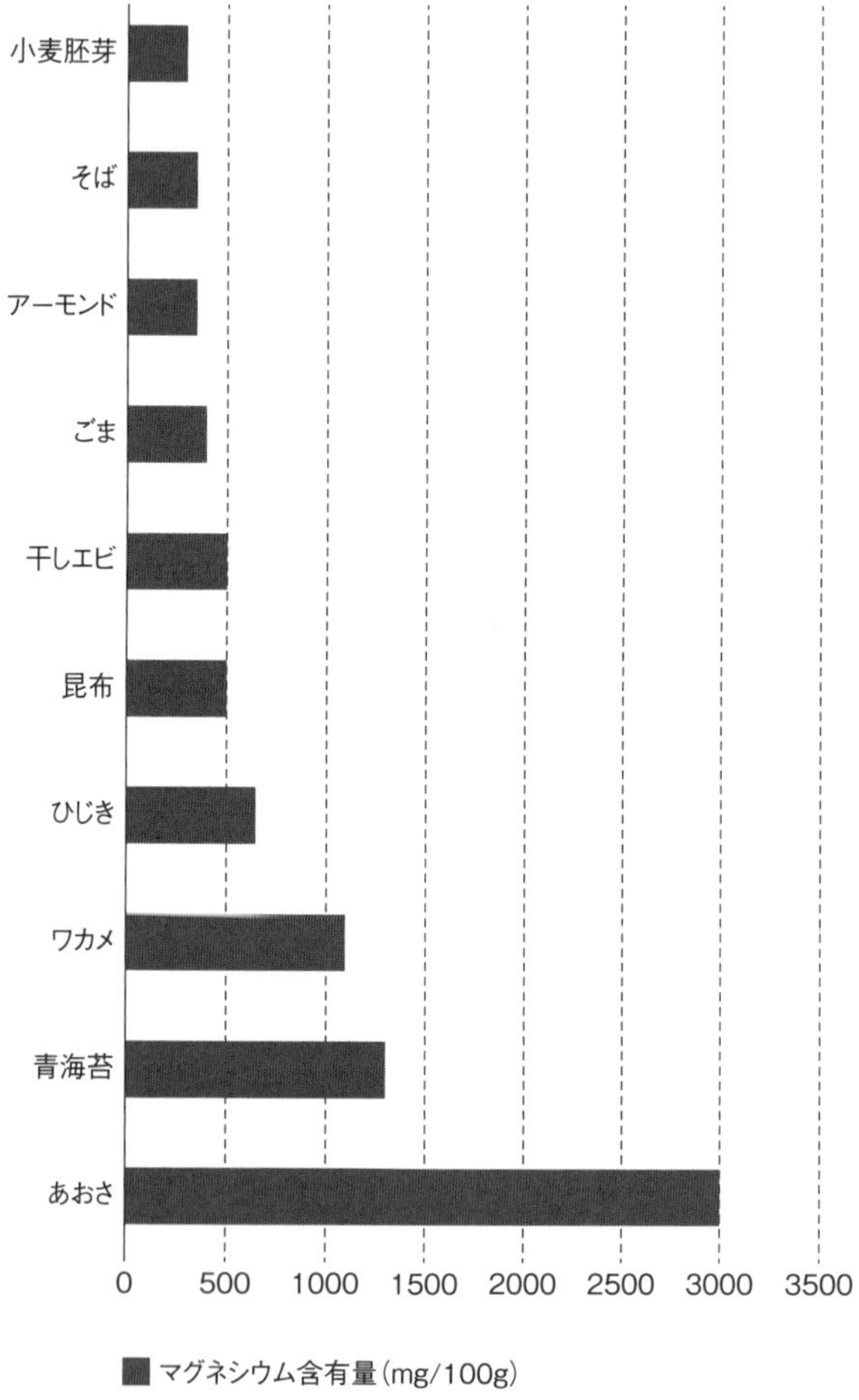

第9章

心と身体の長寿習慣

これまで、世界二五か国の長寿・短命地域で食べられているものと健康寿命の関係を明らかにしてきましたが、長寿の要因は「食」ばかりでもありません。健康長寿には、「食の健康」に加え「身体の健康」「心の健康」も大切です。本章では食以外の長寿習慣についてもお伝えしていきたいと思いますが、その分かりやすい例が香港です。

香港は、厚生労働省が毎年発表してきた世界の平均寿命ランキングで、二〇一五年から二〇一九年まで、五年連続で世界一を獲得してきました。二〇一九年の統計では女性は八八・一三歳、男性は八二・三四歳となっています（二〇二〇年からは「特別行政区」としてランキングから除外された）。

香港は、札幌市ほどの面積しかなく、狭いところに七〇〇万人以上がひしめき合って暮らしています。ゴミゴミとしたイメージもあり、一見、人が住む環境として理想的とは思えない場所なのに、なぜ世界一の長寿地域なのか不思議に思われる方も多いのではないでしょうか？

私たちの世界二五か国六一地域におよぶ長寿研究を、ＮＨＫが二〇〇六年に番組として放送したところ、それを見た中国中央テレビ（CCTV）から、その中国版を作りたいと依頼がありました。

当時は、香港が日本に次いで長寿世界第二位になった頃でしたので、私たちは、ぜひ香港の長寿の秘密を知りたいと提案し、二〇〇七年に下調べのためロケハンに行きました。結局、この番組は中国側の事情で放送されませんでしたが、私たちにとって大変実りあるものでした。

保存食を食べない香港

香港は、まず食べ物に大きな特徴があります。気候条件に恵まれ、一年中、豊富に魚介類や野菜、果物が採れるのです。

市場に行くと、生きたままの魚介類や、絞められたばかりの鶏、新鮮な野菜などがところ狭しと並んでいます。コオロギや、ゲンゴロウなどの昆虫食も当たり前です。

新鮮なものがすぐ近くにあっていつでも食べられるので、保存食にするための塩が必要ありません。

また、新鮮な魚介や野菜は、蒸すだけでも味わいが濃いので、調味料も最小限ですみます。新鮮なものしか食べないのは、「食は広州にあり」で有名な「広州」の食文化とも通じます。

私たちは広州へ二度、健診に訪れましたが、一度目の健診では高血圧の人がほとんどおらず、塩分摂取量は、男女平均で一日五グラム未満。当時のＷＨＯの目標値だった六グラム以下でした。香港では実際の健診はできませんでしたが、おそらく数値的には広州のデータと近いと思われます。

さらに、香港には、中国全土から移住してきた人たちによる、多様で豊饒な食文化もあります。

たとえば、前に紹介した、中国の最貧省に近いにもかかわらず長寿地域として有名な貴州省・貴陽の大豆食文化。貴陽には種類豊富な豆腐や、干豆腐を麺のようにした豆腐麺、納豆にいたるまで様々な大豆食品がありましたが、香港でも負けず劣らず大豆食品がよく食べられていました。

食卓には、蒸した豆腐を使った料理がよく出てきます。街角では、豆腐を豆乳と一緒に食べたり、「豆腐花《トウファア》」と呼ばれる、おぼろ豆腐に甘いシロップをかけたおやつを売っていたり、昼食時には、豆腐麺をピリ辛味で食べていました。

また、屋台では、豆腐を魚のすり身と一緒に焼いた「煎釀豆腐」と呼ばれるおやつが売られていました。これは、大豆のイソフラボンとにがりのマグネシウム、そして魚のタウリンという三つの「長寿栄養素」が同時に摂れる、まさに理想的な食べ方です。

シルクロードのオアシスに住む長寿民族のウイグル族は、炊き込みごはんにドライフルーツを入れるのが特徴的でしたが、こういった乾物文化も香港には根付いています。たとえば、切干大根は日本でもありますが、大根と米粉をまぜて作った「大根もち」。新鮮な食材を食する一方、保存に塩を使わず、栄養を凝縮した乾物も日常的に食べられているのが印象的でした。

六階建ての階段を歩く

香港はこのように「食の健康」に恵まれていますが、実は「身体の健康」でも恵まれています。それは「身体を動かさざるを得ない街」であるからです。

坂道が多くて車やタクシーを使いづらい地です。その分、公共の交通機関が発達しているので、それらを利用するため香港の人はどこへ行くにもよく歩きます。

さらに、住居地域が狭いので高層アパートが多く、二〇〇七年当時は六階建ての建物までエレベーターの設置義務もありませんでした。

ロケハン時に取材した九〇歳の男性も、エレベーターのないアパートの六階に一人で住み、毎日、自室まで、何度も階段を上り下りしていました。

実は、こういった「運動」には当たらない、歩行や階段の上り下り、家事労働など日常生活の中での身体活動は、「ＮＥＡＴ（Non-Exercise Activity Thermogenesis＝非運動性熱産生）」と呼ばれ、近年、生活習慣病や肥満の予防効果が注目されています。香港の人は、一見、不便に見える環境の中で、自然にＮＥＡＴが多くなり、それが「身体の健康」を支えていると言えるでしょう。

さらに、もう一つ、香港で感じたのは、お年寄りの「心の健康」が保たれていることです。

香港では、同じ高層アパートの異なる階に家族四世代くらいが居住しているケースも多く、家族で頻繁に集まって食事をします。

取材した九〇歳の男性も、普段はひとり暮らしですが、週に一回は子どもたちの家族が集まり、大勢で食卓を囲んでいました。儒教文化が根付いているので、食事の時もお年寄りに食べやすいものをサーブするなどの配慮が自然になされます。

また、若い人がお年寄りの手を引いて歩いている光景にもよく出くわしました。

私も、香港の地下鉄に乗っていたら、高校生ぐらいの女の子が私の白髪を見てぱっと席を譲ってくれたことがありました。私自身は日本ではあまり経験しないことなので、香港で若い人にも敬老精神が息づいていることに感動しました。

行政でも高齢者が積極的に働けるような施策が取られ、ホテルの受付や喫茶店など、どこにいっても高齢の人がいきいきと元気に働いている姿を多く見かけました。

毎晩、宴会のジョージア

このようにお年寄りが社会で孤立せず、家族や友達との交流を頻繁に持っていることは、実は世界の長寿地域に共通する特徴でもあります。

たとえば、世界三大長寿地域として有名だったコーカサスのジョージアを健診のために訪れた時も、夜は毎晩、宴会でした。

一族の長老が乾杯の音頭をとりワインを飲んで盛り上がり、みんなで食卓を囲み歌われる歌は、複数の人たちがそれぞれのリズムと旋律をうたう「ポリフォニー」と呼ばれる独特な合唱です。これはユネスコの無形文化遺産にも登録されています。各人が音程を変えて、ハーモニーで合唱するのですが、そのことも認知症予防に役立っていたと思われます。

私もこの時は小学校の時に習った『ヴォルガの舟歌』を日本語で歌って参加し、皆で飲んで歌うことで心がつながることを実感しました。

シルクロードの長寿民族であるウイグル族も、毎晩、宴会をして、歌い踊っていました。

「あのおじいちゃん、今日はいないけどどうしたの？」と聞くと、「幼馴染のところに泊まりに行っている」ということがよくありました。

同じオアシスに生まれ育ち、一生そこで暮らす人が多いので、人との交わりがすごく濃厚なのです。

沖縄を超え長寿になったとされるハワイの日系人もそうでした。彼らの故郷の沖縄にはもともと「ゆいまーる」という互助組織があり、それがハワイでも保たれていました。ですから、ハワイで健診をやったときは、お年寄り同士、みんなで声をかけあって手伝ってくれたものです。

一方で、日本のお年寄りは、孤独な人が多いように思います。

厚労省の調査では、六五歳以上の人がいる世帯の中で「三世代で暮らす世帯」が、一九八六年には四割を超えていましたが、二〇一九年には一割を切るまでに減りました。逆に「単独世帯」が二八・八％、「夫婦世帯」が三二・三％で、計六割を占めるまでになっています。

また、国立社会保障・人口問題研究所の二〇二〇年の調査によると、単身世帯の六五歳以上の高齢者で、「人との会話が二、三日に一回程度」しかない人が、男性は約二〇％、女性は約二五％に上ります。さらに「人との会話が二週間に一回以下」も、男性に一六％以上もいることが分かりました。

孤独に見えるお年寄りが日本に多いのは、核家族化が進んでいることと、地域社会が壊れてしまったことが大きな原因でしょう。

新型コロナウイルス蔓延以降、日本のお年寄りはさらに孤独になっているように思います。

人との交わりは今、「ソーシャルキャピタル（社会関係資本）」と言われ、高齢社会に非常に重要なことと捉えられ始めています。ですから、お年寄りが人との交わりを持てる社会にしていくことは本当に大事なことだと思います。人に会うために出かけることは運動にもなりますし、人との交流や交渉、それによって新しいことを学ぶのは認知症の予防にもつながります。

このように、健康長寿には、「食」以外にも様々な要因がからんでいます。

また、印象に残っているのは、世界の長寿地域のお年寄りはみな健啖《けんたん》家で、いつも完食する方が多いことです。とにかく元気な方が多い。一方、日本のお年寄りは運動や人との交際など活動量が少ないためか便秘をしている人が多く、食が細い人が多いのも残念です。特にたんぱく質が不足すると、筋肉が弱り、寝たきりを引き起こす原因になります。

秘訣は「健康だと思うこと」

一九八八年にジョージアで開かれた国際学会で、米国デューク大学のアードマン・パルモア博士が発表された「長寿の社会心理学的要因」は非常に興味深い内容でした。デューク大学では、一九五〇年代と世界でも早い時期に老人医学研究所が創設され、二五年にわたり六〇～九〇歳まで二五〇人あまりの人を追跡し、どのような人がどのくらい生きたかを調査したのです。

その結果、男女ともに最も長寿に影響する要因は、親が亡くなった病気などの遺伝的要因よりも、「自分を健康だと思っていること」だと分かったそうです。

毎日毎晩、歌って踊って宴会を繰り広げるご老人たちは、当然「自分は健康だ」と思っているでしょうから、まさに当てはまります。

長寿に一番大事なことは、〝自分で〟健康だと思えることなのです。

これは自己認識ですから、自分の努力次第で実現できることです。

たとえば、本書で書いてきたように、一日一食だけでも、魚・大豆の多い適塩和食を意識して摂るようにすれば、塩分摂取量も下がりますし、血圧もコレステロール値も体重も下がるはずです。セルフチェックして数値がどんどん良くなれば、「自分は健康だ」と思えるようになります。その状態を自分で作ることが大事なのです。

インターバル速歩を実践

私は現在、八五歳です。

世界の長寿国を調査し分かってきた世界最高の健康長寿食である、魚介や大豆、野菜などが豊富な和食を、少なくとも一日一食、適塩で摂ることを心がけています。

運動については、忙しい毎日を送っておりますので、時間を決めて行うことができません。

ですから、私は大学の研究所のほか、自分の予防栄養クリニックへの通勤を運動代わりにしています。自動車の運転免許証は早くに返納しましたので、公共交通機関を利用して、時間があれば一駅ぐらい歩きます。私の年齢ですと、一日五〇〇〇歩歩くと認知症予防になるというデータもあります。

歩く際には、とろとろゆっくり歩いてばかりいるのではなく、私は「インターバル速歩」を日常生活に取り入れています。

インターバル速歩というのは、信州大学大学院特任教授の能勢博先生が提唱されたウォーキング法で、「さっさか歩き」と「ゆっくり歩き」を数分間ずつ交互に繰り返すものです。これを五か月続けると体力が最大二〇％増加し、生活習慣病指標が二〇％改善するというデータも出ています。

たとえば、地下鉄の乗り換えの時などでも、ゆっくり歩きから、パッと姿勢を変えて、さっさと歩くようにします。

決まった時間に決まった運動ができなくても、通勤や買い物でこういった工夫を取り入れるだけで十分、運動の効果は得られます。

また、睡眠については、毎日、眠たくなるまで仕事をして寝ます。眠くなってから床にはいりますので、いつもすぐに眠りに落ちます。

これまで世界中をまわっていつも時差のある生活をしてきましたので、何時に寝ようとか、睡眠を何時間取らなければならないとかは、あまり考えなくなりました。

夜はお付き合いで、お酒を飲むこともあります。前述したように、食卓を囲んで楽しく盛り上がることも長寿の秘訣です。

その潤滑油としてお酒が役立つのは確かですが、一方で多量のお酒は、高血圧や心臓病などのリスクを増やし、健康を害する原因になります。

以前、島根医科大学の学生たちと、心拍数と血圧を測りながらお酒を飲んで実験したことがあります。

それで分かったのは、お酒を飲むと、血管が広がるので血圧は下がってきます。血圧が下がりすぎると、命の危機ですから心臓は何とか血圧を上げようと、バクバク速く動いて、心拍数が増えるのです。これは心臓にとって大きな負担となりますから、繰り返すと心筋梗塞や狭心症などの心臓疾患が起こりやすくなります。これを防ぐには、心拍数が上がりすぎないような飲み方をすればいいのです。

ですから私はいつも、「スマートウォッチ」を付けて、自分の心拍数（脈拍）を確認しながら飲むようにしています。

私の平常時の脈拍は一分間に五〇～六〇ですが、八〇以上に上がったら、飲みすぎの危険信号。九〇を超えないようにチェックしながら飲んでいます。

基本的には、地中海地域の方がやっているように、食事と適量のお酒を二～三時間かけてゆっくりたしなむと、アルコールの吸収も緩やかになり心拍数も上がりにくくなります。飲む前にヨーグルトを食べておくのも、胃の粘膜を保護してくれるので効果的です。

ストレスも健康を阻害する大きな要因ですが、私の場合は、常に先々のこと、たとえばこれからやってみたい研究のことなどを考えているだけで、ストレスが吹き飛びます。

グローバル化で短命が進む

「食べ物と健康寿命との関係を解き明かしたい」との思いで、一九八二年にWHOに提言し、研究をスタートさせてから約四〇年。

三〇万人もの方々から寄付をいただき、世界二五か国の長寿・短命地域に住む約一万四〇〇〇人もの方々に尿や血液を提供していただいて、調査を継続してきました。

その結果、健康寿命を延ばす食材や賢い食べ方が分かりました。

日本の伝統的な食材である魚介類や大豆は、脳卒中や心臓死を予防し健康寿命を延ばす効果が高いこと。しかし、和食はどうしても塩分が高くなるので、適塩を守るのが大事なこと。さらに塩の害を打ち消すカリウムやマグネシウムを含んだ野菜やヨーグルトなどを摂るとよいこと。これだけで健康寿命が延ばせることが分かったのです。

しかしながら、この研究を続けた四〇年間は、世界の健康長寿食文化が崩壊していくのを目の当たりにする過程でもありました。経済のグローバル化により、世界中にファストフードや加工食品が流入し、塩や脂、砂糖の多い食生活が増え、かつての長寿地域も次々に短命化が進んでいるのです。

それは日本も例外ではありません。かつて沖縄県は「平均寿命日本一」でしたが、直近では女性が一六位、男性が四三位と短命県に転落したことはすでに述べました。豊富な魚介や肉、野菜や豆腐を低塩で食べる伝統的な沖縄の食文化が失われ、ファストフードに取って代わられたからでしょう。

一九八〇年代、沖縄の男女の平均寿命が日本一だった頃の尿検査では、一日食塩摂取量が、日本全国の平均は一一グラム以上と多かったのに対し、長寿の沖縄は九グラムと最も低く、大豆や魚をよく食べていたのです。

今、私は沖縄で、琉球大学の益崎裕章教授の指導で、二〇四〇年までに健康長寿を取り戻す「元気沖縄プログラム」に協力しています。

健康寿命を延ばす食育

このプロジェクトは、小学生の食育プロジェクトとして、西宮市の学校校長から依頼を受けて、当時私の研究所の講師であった森真理先生が、尿を活用したのが始まりです。「ナトリウムが多いから塩分の摂りすぎ」「カリウムが少ないから野菜が足りない」など分かりやすいコメントを添えて戻したところ、数か月後に再検査をしたら数値が見事に改善したのです。

たった一度の尿検査ではありますが、その結果を保護者に報告するだけで子どもの食事が変わった、つまり家庭の食事が変わったということです。家庭の食事が変われば、子どもばかりでなく大人の健康寿命も延びます。これは、非常に希望が持てる取り組みではないでしょうか。

米国カリフォルニア大学とドイツのマックス・プランク研究所の調査によれば、日本の二〇〇七年生まれの子どもの半数は一〇七歳まで生きると推測されています。

それが事実なら、今の子どもたちが一〇〇歳になっても、寝たきりや認知症にならず、最後まで健康に元気で暮らせるように、「適塩和食」の食習慣を子どものうちから身に付けることは、何よりも大事です。

「元気沖縄プログラム」では、提供していただいた尿を栄養評価していますが、今後の展開としては、これまでも小学生に広く行われている健康診断での検尿を活用し、腎臓検査だけでなく、栄養のチェックもして結果を戻し、家庭の食の改善につなげたいです。これは全国でもすぐに取り入れられるのではないでしょうか。

私が四〇年の歳月をかけて世界中で続けてきた研究の成果を、これからを生きる日本の若い人たちへの贈り物とできれば、これ以上の喜びはありません。

【世界の長寿国ランキング（世界人口白書2022年）】

順位	国・地域（男性）	平均寿命
1	日本	82
1	オーストラリア	82
1	香港	82
1	マカオ	82
1	アイスランド	82
1	イスラエル	82
1	イタリア	82
1	シンガポール	82
1	スウェーデン	82
1	スイス	82

順位	国・地域（女性）	平均寿命
1	日本	88
1	香港	88
1	マカオ	88
4	スペイン	87
5	オーストラリア	86
5	フランス	86
5	グアドループ	86
5	イタリア	86
5	韓国	86
5	マルティニーク	86
5	シンガポール	86
5	スイス	86

第10章

二人で一六六歳。家森夫婦のリアル健康実践生活

対談

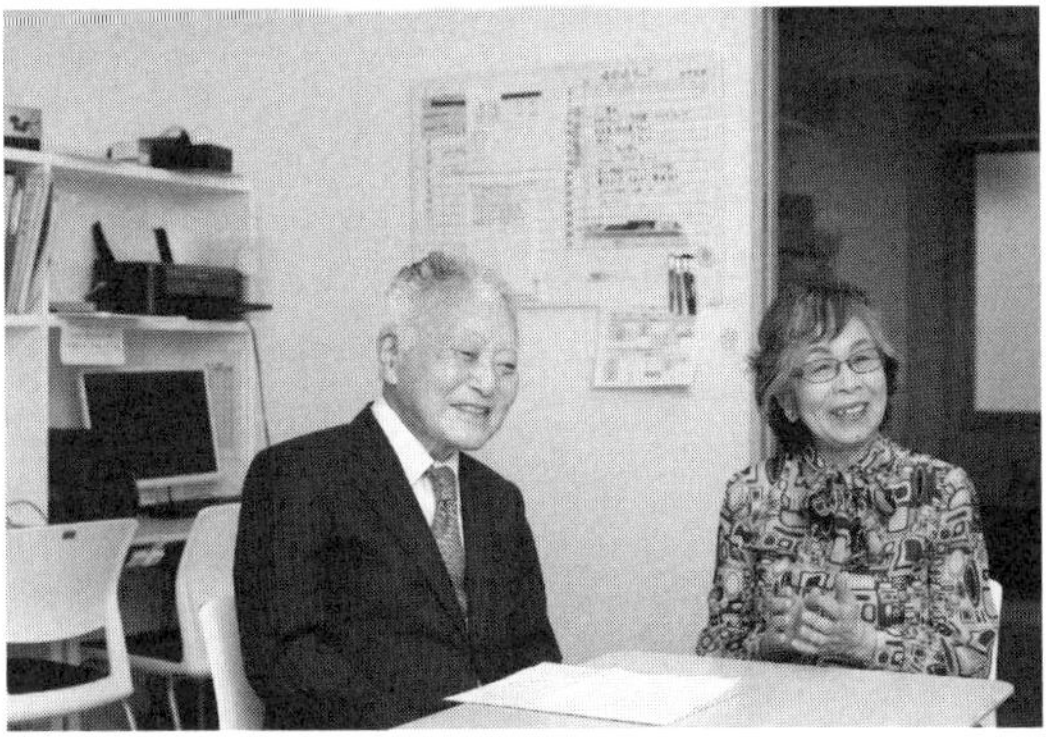

世界二五か国六一地域での研究から健康長寿食を提案する家森幸男先生は、現在八五歳の研究者。妻の百合子氏は八一歳で小児科開業医だ。ともに京都大学医学部で学び、今も現役で活躍されている。おふたりにその秘訣をたずねた。

家森幸男（以下、幸男）　ご紹介してきた通り、私の研究では、一日一食でも大豆や魚などを使った適塩の食事に変えるだけで、健康効果のあることが分かっています。これは実にすごいことで、その結果が出るたびに家内にも伝えましてね。

家森百合子（以下、百合子）　会話と言えば「この料理は何がええ」という話ばかりで（笑）。そのうち買い物へ行っても、これはいい食材、これはダメって、すぐ分かるようになって。私が代わりに講演できそうなくらい健康長寿食に洗脳されました。

幸男　おかげさまで、ここ一〇年は「一日一膳」が叶うお弁当を毎日作ってくれてね。「まごわやさしい」の食材が全部入っている。ありがたいし、よくやってくれています。

百合子　夕飯に健康長寿食をと思っても帰りが遅いから、お昼に摂ろうと思って。

二段重ねのお弁当箱で、そのうち一段は定番おかずを詰めます。キャベツなどの野菜に、大豆をはじめとした豆類。それにエビやホタテなど魚介にきのこの蒸しもの。これで「ま（豆）」「や（野菜）」「さ（魚介）」「し（しいたけ・きのこ）」が摂れ、もう一段は「ご（種実）」のごまをどこかに使って、「わ（海藻）」はワカメやとろろ昆布。あとは「い（いも）」を入れたり、卵焼きや鶏肉、焼き魚を入れたり。

幸男　毎日全部で三〇品目くらい？　卵焼きの中にもいろんな野菜が刻んで入れてあったりね。

百合子　だから二人分を作って詰めるまでに二時間！　しかも主人はそのお弁当を毎日欠かさず写真に撮って、何が入っているかも細かい字で手帳に全部、書き留めてはる。どんなときも研究者やって思うてます（笑）。

自分のデータを知る

幸男　いつ何どきも無駄にはできません（笑）。私はお弁当を待つ間に血圧や体組成、腹囲を測ってセルフチェックの時間にあてています。

以前、ブラジルで魚や大豆などの成分を食べてもらって、血圧やコレステロールの変化を調べる実験をしたことがあって。半数の人に血圧計を、残りの人に体組成計を渡したんです。すると、血圧が一番早く下がるのは血圧計を渡した人、コレステロールが一番早く下がるのは体組成計を渡した人だった。セルフチェックで早く効果が表れる。自分の体を知ることはこれほど大事なんです。

百合子　「知る」「続ける」は本当に大切やね。私はお弁当を作り終えたら三〇分ほど、近所をウォーキングします。よく、「ご夫婦で一緒に歩かないの？」って聞かれますが、お互いに歩くスピードが違いますから。昔は私が主人の後ろをついて行ったけれど、最近は私のほうが速い（笑）。無理してハァハァいいながらでは体によくないでしょ。

幸男　私のウォーキングは通勤で「インターバル速歩」の「ゆっくり」と「さっさか」の歩きを交互にね。

百合子　あごを引いて歩くと全身に力がグッと入って、大股でしっかりと歩けるの。体ができるだけ左右に揺れないように、上下にリズミカルに歩くのがコツかしら。

幸男　歩く姿勢は大事です。

百合子　仕事をしたり荷物をもったりすると、背中もつい丸くなりがちでしょう。だからお腹にぎゅっと力を入れる。そうすると全身の筋肉が働いて姿勢がしゃきっとするの。

幸男　かかとから踏み出して、しっかり歩くことですね。

京大馬術部での出会い

百合子　私達が出会ったのは、もう六〇年以上も前、京大の馬術部ね。私が浪人していた時、京大探検部が南極に行き、山岳部がヒマラヤに登頂し、馬術部がオリンピックに出るなど活躍してたんです。だから、入学後の部活選びのアンケートに「一番　探検部、二番　山岳部、三番　馬術部」って書いて出したら、馬術部の主将だった主人が一番最初に会いに来た（笑）。

幸男　実は私は小さい頃に、肺炎が悪化して膿胸で死にかけたことがあったんです。その時にドイツの新薬を使って救ってくれた医師がいて。それが家内のお父さんだったんです。母からそう聞いていたので、「命の恩人の娘さんが馬術部を希望している」と会いに行ったんです。

百合子　私はそのことを知らないまま偶然、馬術部を希望していて。

幸男　馬術部って、二四時間体制で馬の世話をしなくてはいけない厳しい部だから、女性が入部してもなかなか長続きしなかったんです。けれど家内は違っていた。ある日、宿直室のボロボロの布団を家内が一生懸命繕っている姿を見て、彼女と結婚しようと心に決めました。

百合子　私はこの人の誠実な人柄と研究への熱意に魅かれて。馬術部では、五分の一くらいの部員が落第するのに、主将を務めながら医学部を首席で卒業したのがすごかった。

幸男　私が大学院を出て、彼女が医学部五年生の時に結婚しました。卒業後すぐ長女が生まれてね。

百合子　当時は学生運動が盛んで授業がよく無くなったから、その隙に次女を授かって（笑）。三人目はアメリカで生まれました。帰国後は非常勤の医師に。女性が外で仕事をすることが珍しかった時代だったけどね。

幸男　私の母も家庭裁判所の調停委員や学校の先生をしていたから共働きには全く抵抗がなかったかな。

百合子　京大で脳卒中の研究をしていた頃のあなたは一日中、研究室にいた感じやったね。

幸男　脳卒中を遺伝的に必ず起こすラットを開発するために、何千匹も管理していたからね。その頃は空調設備もなくて、冬はオイルストーブで動物舎を暖めて、京の底冷えで一番気温が下がる朝四時まで室温をチェックしてから帰宅する毎日で。

百合子　だから子どもはお父さんの寝顔しか知らない。次女が「父の日」に描いたお父さんの絵では長椅子で寝ていた（笑）。顔を忘れたら困るから、私も時々、子どもを連れて研究室に行ったりしてね。

幸男　娘は幼稚園の友達に「お父さん何してはるの?」と聞かれて「ネズミのお医者さんや」って言ってたらしいね（笑）。そうしているうちに島根医大（現・島根大学医学部）への転勤の話があって……。

百合子　ちょうどその頃、私は非常勤から常勤の医者になったばかり。一緒に島根へと思ったけど、「女はすぐ辞める。責任感がなくてあかん」と絶対に言われたくなかった。

幸男　その頃はそういう時代でしたからね。

百合子　島根医大の先生に現地で仕事があるかたずねても「ダンナが偉いのになんで働く必要がある」って仕事を探してすらくれない。だったら、私は京都に残って仕事をしながらひとりで子育てしようと決め、そのため母たち以外にも助っ人をお願いして。子どもが帰った時に必ず誰かいるようにして、掃除や洗濯は頼んで乗り切りました。

離婚されなかったのはギネスもの

幸男　家内が大変ななか私は島根へ単身で赴任したのだけれど、幸運だったのは新設の医大だったこと。私が教える専門課程の学生がまだいなくて、研究に時間を費やせました。ちょうど脳卒中ラットの開発にも成功して、世界中から共同研究を申し込まれていたし、有名製薬会社がこのラットを使って血圧を下げる薬の開発に成功もして。のちの長寿食研究の原点にもなってね。

百合子　島根に行ってから栄養の話をよくするようになったわね。

幸男　きっかけは、島根は長寿地域と短命地域がはっきり分かれていたことかな。隠岐島に住む人は長寿でも、山間部に住む人は高血圧や脳卒中が多くて短命。調べると、摂っている塩分量は同じくらいなのに、島の人は庭に野菜を植えて、野菜料理を欠かさず、しかも魚や海藻をふんだんに食べていた。

百合子　そこから食事の重要性に気が付いて。

幸男　そう。海藻のアルギン酸という食物繊維が塩分（ナトリウム）を吸着して、便に出してくれることが分かった。脳卒中ラットも、塩分を与えると三か月ほどで全滅するのに、海藻の繊維を与えると生き延びる。海藻は塩の害を取り除くだけでなく、フコイダンという成分が免疫力を高めるということも後々の研究で分かったしね。海藻はこれからもっと菜食国や世界に広めたい食材です。

百合子　結局、単身赴任は一六年間にもなったのよね。その間に長寿食の研究のため、世界のさまざまな地域を回って。私は京都にいて「ボイタ法」という、日本ではあまり知られていなかった子どもの運動障害に対する治療法を学んで指導者になり、専門医を続けてくることができました。

幸男 単身赴任のおかげで世界中へ研究に行けたけれど、一六年もの間、離婚されなかったのはギネスものやと思っています（笑）。

百合子 今は健康に何の問題もないけど、世界中へ健診に頻繁に出かけている頃は、そうでもなかったのよね。アルコールも多かったし。

幸男 研究のためです（笑）。

百合子 海外へ健診に行くと、みんなが、お酒や現地の御馳走を出してくれるでしょう。「いりません」とは絶対に言わない人やから。だから最初の頃は、長寿食の調査に行くほどおなかが出てきて（笑）。

幸男 たとえば、共産圏で健診をするには現地で実権を握っている共産党の幹部と毎晩付き合わないといけない。お酒はもちろん、歌を一緒に歌ったり、よく阿波踊りの先頭で会を盛り上げたこともあったね（笑）。

百合子　みんなを盛り上げたり、友達になるのが上手やからね。

幸男　そうでもしないと、二四時間の尿を集める健診なんて、誰も協力してくれない。尿を採って分析することで、初めて食べたものが正確に分かるけれど、研究の成果が出た今ならともかく、当時はどんな結果が出るかさえ分からないわけやから。世界健診では、治安や衛生状態が良くないところにも行ったから本当にいろいろなことがあったね。

インドで死にかけた

百合子　一番大変やったのは、北インドの時かな。

幸男　そうそう。釈迦が最初に説法したバラナシという聖地での健診で、日本からの医師は私一人。健診が初めてで村中の方が来てくださって、毎日早朝からてんてこまい。お昼は加熱したものなら安全だろうと、連日、健診後の空腹時にパコラという天ぷらを食べていたら腸が動かなくなった。食事ができず脱水症で一大事です。

百合子　帰国直前にインドの空港から連絡があって、症状を聞くと腸閉塞のようだったので帰国後すぐ入院できるように手配して。私が仕事を終えて病院に駆けつけたら不整脈も起こしていて、循環器科に入院していた。「腸閉塞はどうなりましたか」ってたずねたら、「あっ、そっちもあった！」って（笑）。

幸男　主治医が忘れるほど心房細動が続き心臓も危険な状態でした。家内のおかげで助かりました（笑）。

百合子　そんな人並外れた研究熱心さで、やると決めたことは絶対やる人。私も同じ医者として、こんな人は他にいないと分かっているから、どうぞ心ゆくまで研究してください、こっちは私がやるからと（笑）。

幸男　一六年間、父親役もやりながら三人の子どもを育ててあげてくれて。本当にありがたかったね。

百合子　でも私はそれでストレスを感じたことはありませんでしたよ。困難に直面してもそれを工夫して乗り越えるのが好きで。やらなければならないと義務的に進めるより、どうやってこなしていこうか……と考えるほうがパズルを解くみたいで楽しくて。あかんと言われたらこう切り抜けようと考えを巡らせたりね。これは、仕事においてもそうね。

幸男　ストレスがないことも健康長寿の秘訣やね。おかげで三人の子どもも医者や研究者になって、世界の健診で長寿研究を手伝ってくれて。

百合子　小さい頃に子どもを主人の職場に連れて行ったり、主人の父の医院の受付で遊ばせたりしていたら、誰も頼んでないのに自然とそうなって。親や祖父母が働いている姿を見せるのって大事やと思いますね。

妻に代わって健康長寿食を料理

幸男　今は夫婦で京都に住みながら仕事をしていますが、あなたが一〇年ほど前に発達症児専門のクリニックを開業してからは、私より忙しい日が多くなってきたね。

百合子　そうね。私のほうが帰宅が遅いこともあるから、代わりに料理を作ってくれることもあるわね。

幸男　世界の長寿食を見てきた結果、蒸し料理がいいと分かってますから実践中です。電子レンジでチンするだけでできます（笑）。

百合子　蒸し料理や適塩がいいとか言うてても、自分で調理してみないと本当のことは分からへんよ、って私がそそのかして（笑）。

幸男　ハワイの長寿の日系人が、ラウラウなどの蒸し料理で塩分を使わずにおいしく肉などを食べていたのからヒントを得ましてね。蒸すと食材の味が凝縮されて、塩が少なくてもおいしくなる。先日は、ウイグル族の炊き込みごはん「ポロ」にヒントを得て、大豆を原料にしたお米状の大豆ライスに、野菜と冷凍の魚介類を加え、塩は使わずに電子レンジで炊き込みごはんを作った。研究の成果を自宅でも活かしています。

百合子　主人は電子レンジ専門ですが、私は蓋つき鍋を使うことが多いです。加熱したらできあがり。毎日の弁当用の料理では、食材から出た水分は取っておき、カレーに使ったりしています。魚介の旨味や野菜のエキスが入っていますから。

幸男　そうそう。野菜のカリウムが入った出汁です。塩の害を打ち消す成分を捨てるのはもったいない。

百合子　私は食塩をほとんど使わず調理します。食卓に醤油も置いていないし。エビやホタテなど冷凍の魚介類や、じゃこやかつお節を常備しておいて、それを野菜と一緒に調理する。すると、魚介から出る塩分で、塩がなくてもほどよい加減で調味できるんです。強い味つけに慣れてしまっていたら、その薄味は分からないかもしれません。でも試すと、あっという間に慣れますよ。

幸男　魚介類は長寿栄養素のタウリンも多いから、一石二鳥やしね。

百合子　じゃこは小さいけど、骨も内臓も全部食べられるし、いつも冷凍庫に入れて塩代わりに使ってますね。魚介以外によく使うのは、鶏のささみ。そのまま焼いて、裂いて和えたり、最後に香味野菜をのせてごまを振ったり。

幸男　ハワイでも香味野菜やごまをうまく使って減塩していました。鶏肉は、長寿食である地中海食でもよく食べられている食材だった。

百合子　豚肉も使うけど、脂はハサミでチョキチョキ切って取り除いてからね。牛肉はどうしても脂肪分が多いからあまり使わないかな。

幸男　朝食は、毎日、手作りのカスピ海ヨーグルトにいろんなナッツやドライフルーツ、きな粉など、なるべく「まごわやさしい」食材を多く入れて食べています。

百合子　ヨーグルトに入れるものをいつもたくさん買ってくるわよね（笑）。繊維やカリウムが豊富なバナナは毎回必ず入れている。

夫婦の会話はＬＩＮＥで

幸男　私は今も出張や講演、学会での発表や論文執筆で毎日忙しくしています。だから実はこうゆっくりと夫婦で話すのは珍しくて（笑）。

百合子　研究の話は止まらないほど喋り続けるけれど（笑）。

幸男　まだ学会では発表できないけれど、分かってきた情報はついつい得意になって話してしまう。たとえば、日本人に極度な肥満が少ないのはなぜか。ＷＨＯの統計で、日本は一九一の国や地域中、一八二番目という少なさなんです。その理由の一つは大豆、そしてもう一つはおそらく魚です。二〇〇〇年代の初めに動物実験で、赤身の魚に多いヒスチジンというアミノ酸が食欲を抑えることを文教大学の中島滋学長が報告されたのを、私たちの世界健診のデータで疫学的に証明したことなど、そういう結果を論文にまとめる前に話したくなるんです。

百合子　私もクリニックでは喋りっぱなしなので、家でそう多く話さないかも。それより現役で働いていると、覚えなくてはいけないものが次々に出てきて。最近大変だったのは、電子カルテ。八〇過ぎには難しすぎる。でも、デジタルに詳しい若者に「教えて」ってお願いすればやさしく教えてくれる。そうやって、講演で使う動画の編集も自分でできるようになったし、人間って必要に迫られれば、いくつになっても何でもできるものですね。そういう意味でＬＩＮＥは便利。夫婦の会話はＬＩＮＥのお陰で増えたかな。お互いに言いにくいことがあっても、文字だと伝えられることもあるしね。

食は遺伝も性差も超える

幸男　昨日のあなたのお誕生日もＬＩＮＥでお祝いを伝えたよね。そうしたら返信で、決意のメッセージが届いて。「クリニックを開院して一〇年、自分の思春期、子供世代の思春期、孫世代の思春期、そしてこれからクリニックの思春期が始まります。私の二度目の思春期でもあります。前向きに明日を目指して進みますので、宜しくお願いします」って。ええこと書いてあるなって。

百合子　あなたはさらに「八一の誕生日おめでとう。『発達症』の子供達のために第二の青春を生かしてください。私も五〇年をかけた研究でやっと分かった『賢食術』で、日本と世界を元気にするライフワークに努めます」と返してくれて。

幸男　私達夫婦も世界研究で分かった健康長寿食を実際に取り入れることで、今も元気に働けているからね。

世の中の人はよく遺伝を気にするけど、それよりもずっと毎日の食事の方が大事。日本の伝統食である大豆や魚を適塩で食べれば、善玉のコレステロールが増えて心臓死が減ると期待される。これは日本人ばかりでなく、ブラジル人でもスコットランド人でも、アボリジニでも示されています。もともと、女性の平均寿命が長いのは善玉コレステロールが多いからで、男性も大豆や魚を食べると善玉コレステロールが増えて女性並みに長生きできるようになる。性差という遺伝子すらも、食事で超えられるんです。だからぜひ、本書でお話ししてきた賢い食べ方を実践していただきたいです。

百合子　あ、研究の話。これはまた止まらなくなりそうやわ（笑）。

第11章

健康長寿食実践編

家森夫婦の食生活に学ぶ、今すぐできる健康長寿食の二〇のヒント

本章では、家森家で日々実践している食べ方とともに、「一日一膳プロジェクト」に携わり、食育研究を続けている管理栄養士の森真理先生（現・文教大学ウェルネス＆未病リサーチセンター栄養バイオマーカー食育研究室室長）が、さらに誰でも簡単に食生活に取り入れやすく工夫した食べ方をご紹介します。

多忙を極める日常生活の中で、料理をする時間がない、料理が苦手という方でも続けられるように二〇のヒントとしてまとめました。すべてを実践しなければ効果がないというわけではありません。まずは、どれか一つからでも、取り入れやすい習慣から試してみましょう。

01

「一日一膳」を健康長寿食メニューに変える

家森

第1章で、お昼ごはん一食を「ヘルシーランチ」に替えるだけで、健康効果があげられたことをご紹介しました。

一日三食をすべて健康に気遣った料理にするのは大変ですが、まずは一日のうち一食だけなら、皆さんも取り組みやすいのではないでしょうか？

この研究では、対象者を二つのグループに分けてお弁当を食べてもらいました。両方とも、食塩は一食二・五グラム以下、カロリーは対象者の必要なエネルギー量の三分の一である六六〇～七五〇キロカロリー。野菜たっぷりでナトカリ比も同じですが、一つのグループは主菜が魚と大豆成分をミンチにしてブイヨンで味付けをしたもの、もう一方は通常のミンチ肉で作り、自分がどちらのグループなのかは分かりません。四週間にわたってお昼だけこの食事を続けた結果、両者ともに肥満度や血圧が低下し、さらに魚と大豆成分のミンチを食べていたグループは、動脈硬化指数が有意に低下していたのです。

＊日常のごはんを健康長寿食に変える目安

森真理先生が代表を務める食育グループHealthy＋では、一般の方が食事をヘルシーにするための簡単な目安を作り、「美ランチ」のポイントとして次の五か条を挙げています。

①　適塩（一食あたり男性二・五グラム、女性二・二グラム以下）
②　野菜などの副菜の摂取量は一食一四〇グラム以上（副菜二皿程度）
③　「ま・ご・わ・や・さ・し・い」食材（195ページ参照）を七種類全部使う
④　適脂（総エネルギーに占める脂肪のエネルギー二五％以下）
⑤　主食（1）：主菜（1）：副菜（2）のバランス

ビタミン、ミネラル、食物繊維が豊富な「まごわやさしい」食材は、乾物を使えば案外簡単に摂れます。まずは一日一食をこの五か条を満たす食事に変えてみましょう。

図7　ヘルシー献立の目安

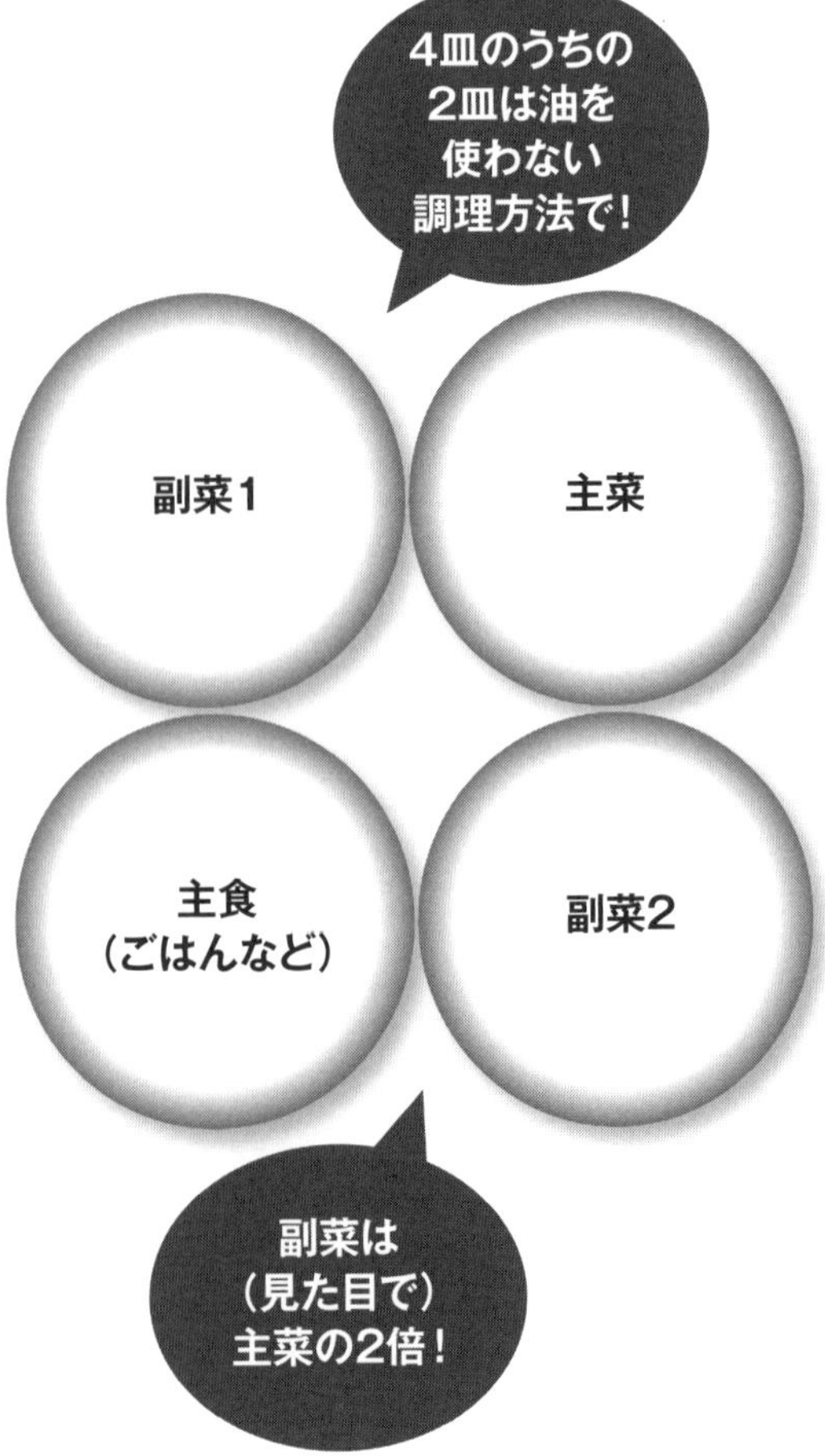

図8　「ま・ご・わ・や・さ・し・い」食材

	食材の例	含まれる主な栄養素
ま（大豆製品）	大豆、豆腐、豆乳、油揚げ、納豆、きな粉、高野豆腐など	イソフラボン、マグネシウム、食物繊維、たんぱく質、葉酸など
ご（ごま、種実類）	ごま、くるみ、アーモンド、ピーナッツなど	マグネシウム、ビタミンEなど
わ（ワカメ、海藻類）	ワカメ、昆布、海苔、もずく、めかぶ、とろろ昆布など	食物繊維、マグネシウム、カルシウム、鉄など
や（野菜）	緑黄色野菜、淡色野菜、根菜、切干大根など	カリウム、食物繊維、マグネシウム、ビタミンなど
さ（魚、魚介類）	魚、エビ、ホタテ、イカ、貝類、じゃこ、煮干し、かつお節など	たんぱく質、タウリン、DHA、EPA、マグネシウムなど
し（しいたけ、きのこ類）	しいたけ、しめじ、えのきだけ、まいたけ、エリンギ、きくらげなど	食物繊維、ビタミンDなど
い（いも類）	じゃがいも、さつまいも、長いも、里いも、干しいも、こんにゃくなど	カリウム、ビタミンC、食物繊維など

※武庫川女子大学国際健康開発研究所 食育グループHealthy+の食育講座では、「ま」の「豆類」を「大豆製品」にしています

02

「まごわやさしい」乾物を常備しよう

森

食育講座でも推奨しているのですが、「まごわやさしい」食材を毎食、取り入れることは、ハードルが高いと感じる方も多いようです。そんな時におすすめなのが乾物です。乾物で常備し、普段の食事にプラスすれば、かなり簡単にクリアできます。例をご紹介します。

「ま」は豆類、主に大豆です。きな粉やおからパウダー、高野豆腐など。きな粉は味噌汁やヨーグルトに合いますし、おからパウダーはお菓子にも使いやすいです。

「ご」はごまやナッツ類など種実類ですが、もっとも使いやすいのは、ごまです。和え物でも、ごはんでも、ごまをたっぷりかけるだけで手軽です。

「わ」は海藻類。海苔やとろろ昆布は、ごはんにかけて手軽に使えますし、青海苔をいろんな料理に振りかけてもいいと思います。

「や」は野菜で、たとえば切干大根などのドライ野菜。日本伝統の切干大根は、ごはんに炊き込んでも、味噌汁やカレーに入れてもいいですね。

「さ」は魚介類。かつお節を和え物や汁物にプラスしたり、ごはんにかけてもいいですね。かつお節は水分を吸い取ってくれるので、お弁当に入れるものにまぶすのもおすすめです。

「し」はきのこ類。干ししいたけやきくらげがあります。スライスされた干ししいたけは、戻す時間もかからず、いろんな料理に簡単に混ぜ込めます。

「い」はいも類。「ほしいも」は、完全な乾物とは言えませんが、保存期間が長いので、ちょっと小腹が減ったときのおやつなどにもいいと思います。

＊乾物は面倒くさくない

このように乾物だけでも、「まごわやさしい」食材はほとんどそろいます。乾物は栄養やうま味がぎゅっと凝縮されているのも嬉しいところです。

戻すのが手間だと思って敬遠している人もいるかもしれませんが、塩分や衛生状態が気にならないものなら、戻さず料理にそのまま放り込んでも意外に大丈夫。また、切干大根などは、戻し汁を捨ててしまうとカリウムが少なくなってしまうので、戻し汁も一緒に使ったほうが栄養価も高くなります。

賞味期限をさほど気にする必要はなく、買い物に行けなくても日常的に使うことができますので、忙しい人にもピッタリです。災害食としても優秀ですから、ぜひ、「まごわやさしい」乾物を常備して、毎日の料理に少しずつプラスする習慣をつけていただけたらと思います。

03
塩味が物足りない時は、だしやスパイスをうまく使う

森

家森家の食卓には醤油がなく、冷蔵庫に保存されているプラスチックの醤油ボトルも一本で一年くらい持つそうです。そのおかげで、ご夫婦とも血圧もコレステロールも全く異常ないとのこと。

でも、「減塩料理」というと物足りなさを感じる方もいらっしゃいますよね。実際には、減塩は一週間もすれば慣れるのですが、どうしても物足りない方におすすめなのが、塩分の代わりに、だしやスパイスなどを使う方法です。

たとえば、かつお節などのうま味をプラスするだけで、醤油や塩がいらなくなることがあります。にんじんとごぼうのきんぴらでも、食材の甘みを引き出すように炒めると、醤油や塩を使わず、お酒と削り粉とみりんだけでも作ることができます。最後に唐辛子とごまで仕上げると、ごぼうの味がしっかりします。これを食べて「これま

でのきんぴらは調味料の味だったんですね」とおっしゃる方もいらっしゃいました。
このように、ごく当たり前のように醤油や塩を使っているレシピからそれを抜いて、だし素材やスパイスなどを代わりに入れて試してみてください。おいしかったらラッキーという気持ちで楽しんでやってみるといいと思います。

＊和食と合う、バジルとオレガノ

家森先生の世界研究のお話でも、短命地域のブラジル人はシュラスコで塩をガンガン振りかけて食べていますが、長寿地域のジョージアでは、カレー粉やスパイスをうまく使っているのが印象的ですね。

カレー粉は塩と違って害が少なく、クルクミンなどの機能性成分もあります。そして、スパイスは、ほぼすべて、抗酸化作用を持っていますから一石二鳥なのです。

日本人はスパイスを使い慣れていない方が多いですが、意外に何でも和食材と合います。特にバジルやオレガノは、「うま味」とマッチするので和食でも使いやすいです。ブリなどの魚に、バジルやコショウ、カレースパイスをかけてフライパンで素焼きにしてもおいしいですよ。トマトの酸味も醤油の代わりに使いやすく、バジルやオレガノとも合います。

韓国では、山椒がテーブルの上に置いてあり、お好みで味噌汁に山椒を入れるのですが、そのように山椒を汁物や鍋に使うのもおすすめです。日本人は山椒＝うなぎというイメージかもしれませんが、もっと様々な使い道があります。

練りがらし、わさび、しょうがなども（チューブのものは塩分をチェックしたほうがいいですが）、少し入れるだけで、ピリッとして料理の味がしまります。

お刺身も、醤油の代わりに、バルサミコ酢と練りがらしを混ぜたものをつけてもおいしいです。

固定観念に縛られず、いろんな料理に入れてみて、おいしいかどうか確認しながら食べると、新しい発見もあると思います。食卓に様々なスパイスを並べておいて、各自、パッパッと振って気軽に試せると、新しい食の楽しみ方になると思います。

04

茹で大豆を冷凍しておけば いつでも手軽に食べられる

家森

大豆は日本人の長寿を支えてきた重要な食材ですが、大豆イソフラボンの摂取は、最近の若い学生世代の調査では、三〇〜七〇代の半分程度と明らかに減ってきていることが分かっており、週に一回程度しか大豆を食べない女子大生もいるようです。そこで、もっと気軽においしく大豆イソフラボンを摂る方法を提案したいと思います。

たとえば、私のお弁当には、ほぼ毎日、茹で大豆が入っています。我が家では、茹でた大豆がいつも小分けにしてラップに包んで冷凍してあるので、気軽に料理に使えるのです。茹で大豆は乾燥大豆を一昼夜、水に漬けてから、たっぷりの水で茹でれば、まとめて簡単に作れます。

もちろん、市販の「茹で大豆」を買っておいてもよいでしょう。その場合は必ず塩分ゼロのものを買うようにしてください。

また、森真理先生の食育講座でも日常的に大豆を食べる様々なアイディアが人気とのこと。いくつかご紹介いたします。

・煎り大豆をそのままごはんに炊き込む。特に黒煎り大豆という黒い大豆を使って少しだけ酢を入れて炊くと、香ばしくほんのり赤みのついたごはんができて豪華に見える。

・豆乳も、料理に使うのに便利。そのままだと癖がありますが、料理に混ぜ込むと案外分からないようです。汁物に少し入れたり卵焼きに入れるのもおすすめ。

・イソフラボンは少なめですが、高野豆腐も便利。たとえば、レトルトのカレーでも、高野豆腐を入れるとたんぱく質が一〇グラムほど増える。

・お好み焼きを作る時に、卵の代わりに水切りした豆腐を入れる。

・おからをハンバーグやコロッケ、チョコレートケーキに入れる。

このように、豆腐やおからはいろんな工夫ができる食材です。味が嫌いな人でも混ぜ込んでしまえば気づかずに、おいしいおいしいと食べてくれるそう。ぜひ、いろいろ試してみてください。

05

大豆製品は、抗酸化力の高い野菜と摂るとパフォーマンス最強

家森

大豆イソフラボンを摂ると心筋梗塞が減る一番の理由は、大豆イソフラボンが体内で、血栓を防ぐ一酸化窒素（ＮＯ）を作るからだと考えられます。

ただし、この一酸化窒素は、活性酸素に出合うと簡単に壊れてしまいます。ですから、大豆イソフラボンは、活性酸素の働きを抑える抗酸化栄養素と一緒に摂ると一番のパフォーマンスを発揮することは、第3章でもお伝えしました。

たとえば、長寿の沖縄の伝統食であるゴーヤチャンプルーに入っているゴーヤも、〝大豆のふるさと〟貴陽でよく豆腐料理に添えられているシソも、どちらも抗酸化力の高い野菜です。このように長寿地域では、豆腐と抗酸化力の高い野菜を組み合わせている例がよく見られます。

＊抗酸化力の高い食材の簡単な見分け方

高い抗酸化力を持つ栄養素には、ビタミンA、C、Eや、ポリフェノール、カロテノイドなどがありますが、ちょっと分かりにくいですよね。そこで、抗酸化力の高い食材を見分ける、もっともシンプルな目安をお教えしましょう。

それが、「色の鮮やかなもの」「香りの強いもの」「苦味のあるもの」を選ぶこと。

たとえば「色の鮮やかなもの」として、パプリカ、トマト、にんじん、ラディッシュ、鮭、エビ、カニなど。

「香りの強いもの」として、わさび、玉ねぎ、にら、にんにく、しょうが、ハーブ類など。

「苦味のあるもの」として、ゴーヤや山菜、ごぼうなどがあります（実は大豆自体も抗酸化力の高い食材です。イソフラボンはポリフェノールの一種で苦味があります）。

色が鮮やかな料理、香り高く複雑な味わいの料理は、きれいでおいしいだけでなく、身体にもいいことが多いのです。ぜひ、その視点でも食材を選んでみてください。

図9　抗酸化力が高い野菜の3つの特徴

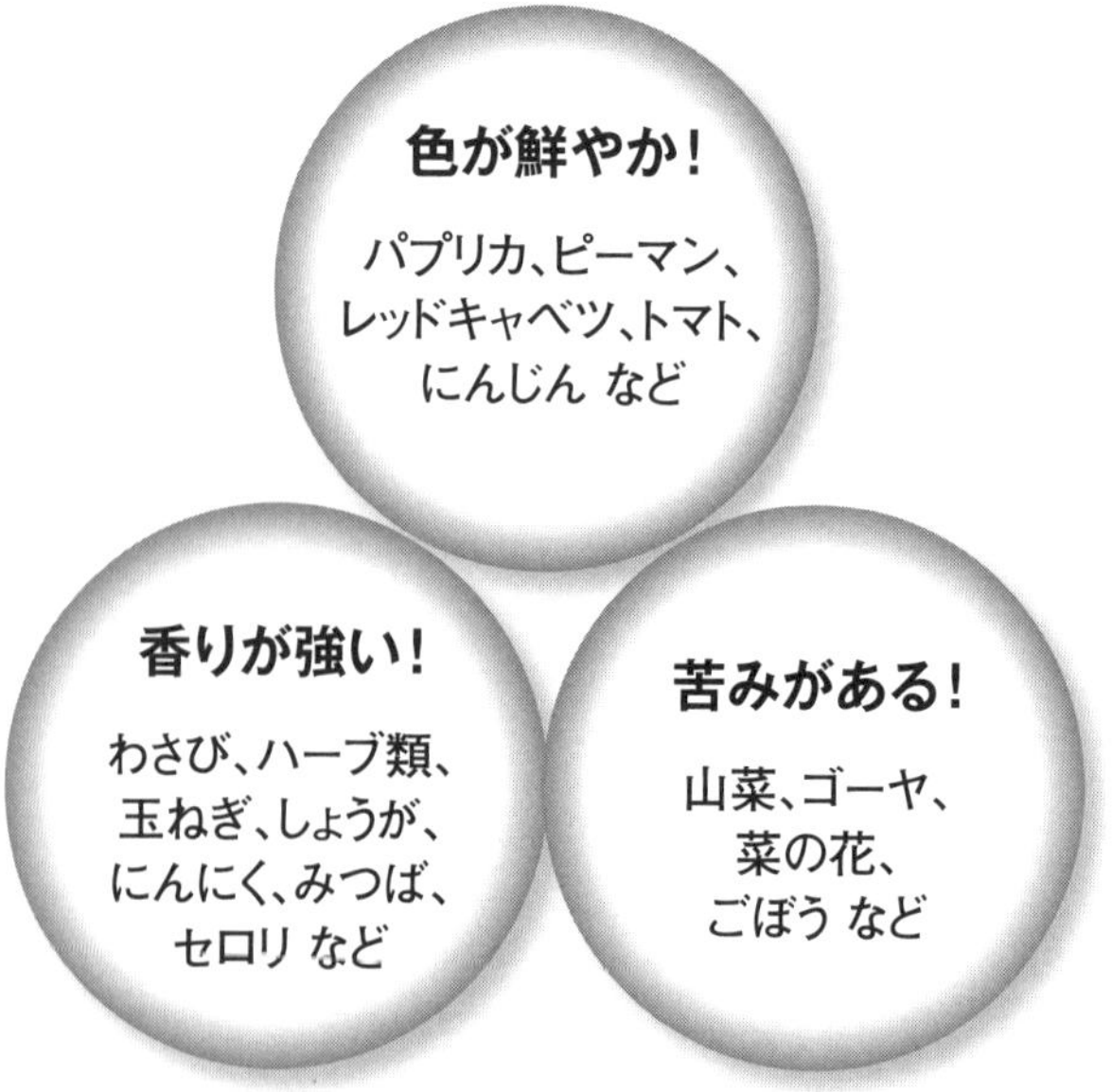

06 肉やごはん、麺の代わりになる大豆を使った代替食

家森

大豆の長寿効果は大きいので、世界でももっと取り入れてほしいと思っていますが、欧米では大豆臭は「ビーニースメル」と呼ばれ、〝家畜の餌〟と敬遠されがちです。日本でも、大豆や豆腐料理が苦手という若い人が増えていますよね。こういった人たちに大豆を食べてもらおうと、今、様々な大豆を使った代替食品が開発されています。

今までの大豆製品のイメージを覆すような商品も多いので、大豆が苦手な人も試してみるといいでしょう。

たとえば、大豆ミートは、大豆をお肉に見立てて成型したものです。肉野菜炒めなどに使うと本物のお肉のようで、ほとんど気づかないようなものもあります。植物性たんぱく質を豊富に含み、コレステロールがゼロですので、カロリーや脂質の摂りすぎが気になる人にはおすすめです。

貴陽で、「豆腐麺」が食べられている話をしましたが、豆腐麺は、最近では日本でも簡単に手に入ります。さらに、お米の形をした大豆ライスというものも開発されています。これは大豆で作られたごはんです。お米よりも高たんぱく、低糖質で、満足感があります。このような、主食の代わりとなる大豆代替食は、おかずだけではたんぱく質が摂れていない人や、糖質制限中の人には最適だと思います。

また、最近、若い人に人気なのが「豆腐バー」です。豆腐を棒状にしたもので、時間のない時の食事やおやつなどに、植物性たんぱく質が手軽に摂れます。これと野菜を一緒に摂れれば、手軽でヘルシーなランチになりますね。

＊プラスオンで過剰になることに気を付ける

もともと、たんぱく質が十分に摂れている方は、大豆代替食品をプラスすると摂りすぎになることもありますので、食事のバランスには注意してください。また、いずれも、なるべく塩分の少ないものを選ぶようにするのは言うまでもありません。

07 魚介類は「ホイル焼き」がおすすめ

森

　家森先生のお弁当に入っている魚介類や、野菜、大豆などは、厚鍋や無水鍋の中に一緒に入れて蓋をして、食材の水分で蒸すようにされているそう。塩分は入れなくても、魚介類それ自体が持つ塩味や旨味が野菜や大豆にも移って、それだけでおいしいとのこと。鍋に残った汁はタウリンやカリウムなどが入った栄養豊富なスープなので、冷蔵庫にためておいて、奥さまが時間のある日にカレーやスープなどに入れ込んで無駄なく使われるそうです。これはとてもよい方法だと思います。

　日本では、魚は、焼き魚や煮魚などにすることが多いですが、これだとどうしても塩分が高くなりがちです。長寿地域の広州や香港などでは、魚は蒸して食べることが多いようですが、香味野菜やスパイスなどを一緒に入れて蒸した魚は、香り高く、塩分控えめでもおいしくいただけます。とはいえ、蒸し魚というと、少し難しく感じる方も多いかもしれませんね。

＊ほとんど味付けは不要

そんな方におすすめなのが、「塩のない魚の切り身のホイル焼き」です。

アルミホイルを二重にした上に、薄切りにした玉ねぎを敷いて、その上に魚の切り身、エビ、ホタテ、カキなど、なんでものせてください。あれば、その上にきのこなどをのせ、料理酒をかけて、ホイルを閉じます。あとはホイルごと、魚焼きグリルやオーブントースター、あるいはフライパンに入れて蓋をして弱火で焼くだけ（料理酒は塩分に注意してください。また、魚にしっかり火が通るように時間は調節してください）。

ホイルの中で蒸された魚介や野菜は風味が濃く出て、ほとんど味付けをしなくてもおいしいです。騙されたと思ってやってみてください。もし、味が足りなければ、ホイルの中に香辛料やチーズをプラスしてもいいですね。また、少量の柚子《ゆず》コショウや一味唐辛子をつけながら食べるのもおすすめです。

08

魚介類をいつも冷凍しておこう

森

　家森先生のお弁当に毎日必ず魚介類が入っているのは、家森家では、いつも魚介類が冷凍してあるから。

　ご夫婦ともにお忙しく、頻繁に買い物に行くことはできないので、冷凍庫が二台あって、サバ、ブリ、鮭、エビ、ホタテ、イカ、カキなど、様々な魚介類が冷凍で常備されているのです。長く保存することはなく、だいたい二週間から一か月以内で食べきってしまうとのこと。

＊冷凍の魚介類もおいしくなっている

　ところが、まだまだ世間には「魚はやっぱり新鮮じゃないと」というイメージがあり、冷凍のお魚は使いたくないと、お肉料理に走ってしまう方も多いように思います。

しかし、それは昔の話。今は、流通も進化しているので、冷凍の魚介類もとてもおいしくなっています。解凍しなくても、冷凍のまま焼いたり、蒸したりできますので、手間もありません。

ただ、魚介類を買う時にひとつ注意してほしいのは、「塩の処理をしていないものを選ぶ」ということ。以前は、生のままだと腐敗のリスクが上がるので、塩で加工をされた魚介類が多かったのですが、今はその心配も少なくなりました。

鮭であれば、塩鮭や甘口鮭などではない、そのままの「生鮭」を買ってください。健康にいいだけでなく、そのほうが身が柔らかくておいしいです。

家森家では、漁師さんが急速冷凍したものを扱っている宅配業者に魚介類を届けてもらっているそうですが、最近は、スーパーでも、塩のないものは探せば見つかると思います。

あまり考えずに、塩処理されたものが普通だと思って買っている方が多いようですが、ちゃんと確認して買うのがポイントです。

09 肉は脂肪を落として食べる

家森

我が家ではお肉も食べますが、一番多いのは、脂肪分の少ない鶏のささみです。豚も食べますが、脂身をハサミで取り除いて料理しています。

ただ、お肉のおいしさは脂身だ、という方にしてみれば、脂分のないお肉はパサパサしてちょっと物足りないと思われるかもしれないですね。

我が家では、しょうがなどと一緒に調理することが多いです。最初にみりんやはちみつなどの甘味で肉を調理し、しょうがで味をつけておくと、最後にほんの一滴、醤油を落とすだけでおいしくいただけます。しょうがの香りや味がつくことで、脂や塩分がぬけたお肉でもおいしくいただけるように思います。

また、脂肪分の少ないお肉の場合は、周囲に片栗粉などをちょっとまぶしてボイルするとツルッとして食べやすくなりますし、カレーや汁物の中に入れてしまえば、しっとりするので、パサパサ感はあまり感じません。

＊果物の酸味で食べる

長寿地域のコーカサスの人たちのお肉の食べ方にも見習うべきところが多いです。彼らは、肉をボイルしたり焼いたりして、脂を落として食べるのですが、食べる時に、果物をつぶして煮詰めた砂糖を使わないジャム、「ツケマリ」と合わせて食べるのです。

日本人にはあまりなじみのない食べ方かもしれませんが、こうすることで、甘酸っぱい酸味がアクセントになりコクもでます。さらに、このツケマリにとろみがあるので、脂分の少ない肉を食べやすくしてくれます。

塩分や脂分が少ない肉をおいしく食べるための、素晴らしい知恵だと感じます。ご家庭でも果物を煮詰めたツケマリを作って、お肉料理に合わせてみると新しい発見があるかもしれませんね。

10 野菜を減塩でおいしく食べるには

森

本書で繰り返し述べられているように、日本人は塩分を摂りすぎで、ナトカリ比も高いです。つまり、なるべく塩分を控えて、カリウムを摂るようにしなければなりません。そのためには、カリウムを多く含む野菜を減塩で食べる工夫が必要だと思っています。

家森先生は、ご自身でレンジ蒸し野菜を作る時は何もつけませんし、お弁当に入っている蒸し野菜もほんのり魚介の塩味がついている程度とのこと。実際、特に旬の野菜は、蒸すと本来の味が強くでるので、何もつけなくても本当においしいと感じます。ただ、いつも強い塩分に慣れている人はちょっと物足りないと思うかもしれませんね。

そういう方は、たとえば、蒸し野菜が温かいうちに、スライスチーズをまぶし、カレー粉などの香辛料と一緒に和えてみてください。とろけたチーズの塩分とコク、香辛料と野菜の甘味が合わさって、他に調味料を入れなくてもおいしくいただけます。

＊具沢山の味噌汁はマジック

もうひとつ、野菜をたくさん摂る方法は、味噌汁を具沢山にすることです。青菜でも根菜でも、いも類でもきのこでも、お味噌汁には何でも合います。そして、具をたくさん入れることで、汁の量が減るのです。味噌には塩分がありますが、野菜が増えると汁が減るので、同じ味付けの味噌汁であっても、カリウムが増えてナトリウムは減るというマジックのようなことが起こるのです。

そもそも、具沢山の味噌汁は、野菜から様々な出汁が出ますので、味噌が薄味でもおいしいのです。家森先生は講演のとき、「お箸が突っ立てられるくらいの具沢山の味噌汁にしてください」と言っています（笑）。

カリウムは水溶性で、水の中に出てしまいます。蒸し野菜の時は出てきた水も絞らずにそのまま食べ、味噌汁の場合は汁もすべて飲むようにしましょう。

11

朝ごはんを「ヨーグルト＋まごわやさしい食材トッピング」に変える

家森

ヨーグルトは塩の害を打ち消してくれる上に、手軽なたんぱく源になります。たんぱく質の目安となる血中アルブミンが多い人は長寿だというデータを紹介しましたが、牛乳よりもヨーグルトのほうがアルブミン値が上がりやすいことも分かっています。

我が家では、朝に二五〇〜三〇〇ミリリットルのカスピ海ヨーグルトに、きな粉やドライフルーツ、ナッツ、じゃこなどをトッピングして食べ、これを朝ごはんがわりとしています。にんじんや大根をすりおろしたものを入れることもあります。これなら、手間も時間もかからず、お腹もいっぱいになります。忙しい朝にはぴったりです。

ヨーグルトにトッピングする食材は、「まごわやさしい」ものがよいでしょう。ヨーグルトに欠けている食物繊維が多い食材だとベストです。

＊便秘が気になる方は夜に食べると効果的

私は、ヨーグルトを朝ごはんがわりにしていますが、便秘が気になる方は夜に食べるのもおすすめです。私の同級生、八五歳で、大変元気な友人がおりますが、彼は二〇年間、夜にヨーグルトを食べています。すると翌朝、お通じがスッキリとあり、朝から、野菜をたくさん入れた具沢山の味噌汁など朝食をたっぷり摂れるようです。

日本のお年寄りは食が細い方が多いのですが、それは便秘が原因になっていることも多いです。そういう方は夜にヨーグルトを食べるとより効果的です。快食快便になり、たんぱく質などをたくさん摂れるようになると、寝たきり予防にもなります。

なお、ヨーグルトによる快便効果は、腸内環境のバランスが変わるぐらいの期間、少なくとも一週間ぐらいは続けないと分かりません。三日ぐらいで効果が出なくても、一週間は続けてみてください。

腸内細菌との相性もありますので、一週間続けても効果を感じられなければ、他の種類の菌のヨーグルトに替えてみるとよいでしょう。

12 自家製ヨーグルトを作る

家森

ヨーグルトは、何度も言うように、良質なたんぱく質源にもなり、腸内環境を整え、免疫力もアップし、塩分の害まで抑えてくれます。日本人の健康長寿のためには一石四鳥くらいの効果がある食品ですが、「なかなか続かない」という人もいるかもしれません。

そういう方におすすめしたいのが「自家製ヨーグルト」を作ること。私もずっと自家製ヨーグルトを作り続けています。私がコーカサスから持ち帰ったヨーグルトは、フジッコが凍結乾燥して種菌を開発し、「カスピ海ヨーグルト種菌セット」として販売されています。

最初はこの種菌を牛乳に入れて常温に放置するだけでヨーグルトが作れます。二度目からはそのヨーグルトを種にして、新しいヨーグルトを作ることができるのです。

自分で作り始めると、面白いほどできて、どんどん消費しなければならなくなるので、毎日ちゃんと食べるようになります。お財布にもやさしいので習慣にしやすいと思います。

また、カスピ海ヨーグルトは酸味が少なく、まるで「白米」のように、どんな食材とも相性がよいので、何をトッピングしてもおいしくいただけます。

＊低脂肪乳や豆乳を使ってもヨーグルトができる

牛乳の脂肪分が気になるという方は、牛乳を低脂肪乳に替えても作ることができます。また、牛乳を豆乳に替えれば、豆乳ヨーグルトもできます（ただし、豆乳で作る場合も、種ヨーグルトは牛乳で作ったものを使う）。豆乳ヨーグルトなら、大豆イソフラボンの効果も取り入れられますから一石二鳥ですね。豆乳の種類によって、さまざまな味と食感になるので、いろいろ試してみると楽しいと思います。このように自由に試せるのも、自家製ならではの楽しみだと思います。

13 ヨーグルトを料理にも使おう

森

日本ではあまりヨーグルトを料理に使うことはないかもしれませんが、世界ではヨーグルトを料理に使うところも多く、様々な可能性があります。たとえば、インドには、きゅうりや玉ねぎ、トマトなどをさいの目切りにしてヨーグルトと香辛料で和えた「ライタ」というサラダがありますが、これはカレーなど強い味の料理と食べるとさっぱりしておすすめです。

これまでにも、家森先生はカスピ海ヨーグルトに関するレシピ本の監修をされていますが、カスピ海ヨーグルトを利用すると、簡単にヘルシーなドレッシングやディップを作ることができます。

アンチョビとおろしにんにく、オリーブ油と合わせたバーニャカウダ風のドレッシング、あるいは、練りごま、豆板醤、おろししょうが、醤油などと合わせたピリ辛ドレッシングなどを、蒸し野菜に合わせるのもおすすめです。マヨネーズなどにくらべて塩分も油分も少ないので健康的だと思います。

＊お菓子作りの時に生クリームの代わりに使うとカロリーオフ

また、カスピ海ヨーグルトは、酸味が少なくまろやかなので、ケーキやお菓子を作るときの生クリームの代替品としても使いやすいです。この方法は、子どもの食育のテキストでも、ヘルシースイーツとして取り入れています。

たとえば、チーズケーキやババロアなどのレシピで、生クリームを二〇〇ミリリットル使う場合、それだけでも七〇〇キロカロリーほどになってしまいますが、カスピ海ヨーグルトだと二〇〇ミリリットルで一二〇キロカロリー程度。全量を替えるとあっさりした味になりますが、半量をカスピ海ヨーグルトに替えてもその分、カロリーを減らすことができます。

家森先生のお知り合いにはカスピ海ヨーグルトを味噌汁に入れて飲んでいる人もいるそうです。何にでも合うのがまさに長所。ぜひ、いろいろ試してみてください。

14 料理が苦手な人の三種の神器「キッチンばさみ・ピーラー・電子レンジ」

森

本書では、食事によって「健康寿命」が延ばせると繰り返しお伝えしています。ただ、それを理解していても、お料理が苦手だと、ついつい、外食や、スーパーやコンビニのお惣菜、インスタント食品などが多くなってしまいます。

特に、今、最大の問題は、ひとり暮らしの男性のお年寄りだと感じます。料理ができない方が多いので外食やお惣菜に頼り、塩分が多く、野菜も少なくなって、結果的に不健康な食生活になっている方が少なくありません。若い方でも、仕事が忙しく料理などできないという方もたくさんおられるでしょう。実は、料理は、工夫さえすれば、インスタント食品を作るのと同じくらい簡単なのですが、お料理をしたことのない方は、そのこと自体をご存じありません。ですから、まずは、手抜きで簡単にできる健康的な料理の方法を知っていただくことが何よりも大事だと思っています。

＊手抜きのための三種の神器で料理はぐっと簡単に！

お料理をしたことがない、あるいは苦手だと思っている方におすすめしたいのが、キッチンばさみ、ピーラー、そして電子レンジです。

まな板と包丁で調理することが面倒に感じる方でも、キッチンばさみがあれば、肉やほとんどの葉野菜やきのこ類はカットできます。少し硬い根菜やいもなどは、ピーラーがあれば簡単に皮をむいたり、薄くそぎ切りしたりもできます。切ったものを耐熱ボウルなどに入れてラップをかけて電子レンジでチンすれば、すぐに蒸し野菜ができますし、沸かしたお湯の中に入れて味噌を溶けば、具沢山の味噌汁がたちまちできあがります。もしかすると、お惣菜を選んで買ってくるよりも、手間なく早くできあがるかもしれません。しかも節約もできて健康にもよいのです。

家森先生も、最近は、電子レンジでの蒸し料理を得意とされているとのこと。皆さんも是非簡単なものからチャレンジしてみてください。

15

なんでもごはんに混ぜ込めば、作るのも食べるのも簡単！

森

本書で家森先生もおっしゃっていましたが、長寿族であるウイグル族が、干しぶどうやにんじんを炊き込んだ「ポロ」という炊き込みごはんを食べていたように、体によい食材をごはんに混ぜ込むのは、健康長寿食のひとつのアイディアだと思います。たとえば、魚の切り身をきのこやにんじんなどの野菜と一緒に、炊飯器に入れて炊き込んでしまえば、料理は全部炊飯器任せで簡単ですし、ごはんを食べるだけで、魚も野菜も摂れるのです。

冷凍サワラをごはんに炊き込んだら、普段、魚が嫌いで食べなかった子が、「おいしい」とごはんをたくさん食べて親御さんがビックリされたことも。ぜひ、いろんな魚と一緒に炊いてみてください（子どもが食べる時は骨の処理に気をつけてください）。

ばら寿司も、炊飯器に食材を混ぜ込んで作れば、時短になり塩分も減らせます。普通は材料をそれぞれ煮炊きして最後にすし飯に混ぜますが、最初から野菜や鮭などを全部入れて炊飯するのです。普通のすし飯は食塩が多いですから、しょうがと酢と砂糖のみで味付けし、塩分の代わりに少しじゃこを入れるといいでしょう。このばら寿司は、塩分や酸味が少ないので、食育講座でお子さまもパクパクと食べていました。

　切干大根をそのまま入れてごはんを炊くのもおすすめです。切干大根のうま味がしみだし、おいしい炊き込みごはんができます。

*野菜の炊き込みごはんはダイエットにも

　野菜でかさましたごはんは、糖尿病やダイエットなどでごはんを控えている人にもおすすめです。ごはんと同量くらいの野菜、たとえば、にんじん、玉ねぎ、ねぎ、きのこ類などなんでもキッチンばさみで細かく切って炊飯器に入れ、だし用の昆布を入れて炊きます。そのまま食べてもごまをトッピングしても、海苔で巻いてラップで包んでおにぎりのようにしてもおいしいです。食事制限で普通のおにぎりだと一個しか食べられない人でもこれなら三つぐらい食べてもリスクは低くなるので喜ばれます。

16 精白されていないものを食べる

家森

第8章で、都市化が進むとマグネシウムの摂取量が減り、マグネシウム不足になると肥満が増えることをお伝えしました。マグネシウムの摂取が少ない人は、よく摂っている人の二・七倍も、肥満が多いことが分かっています。

沖縄は、伝統的に主食にずっと玄米を食べてきましたが、それが白米に変わったことで、マグネシウム摂取量が減りました。インドでも、精白された小麦で作るナンを食べるようになり、マグネシウムが減少し、生活習慣病が増えました。

米や小麦は、精白するとマグネシウムが抜けてしまいます。特に、主食は毎日食べるものですから身体に大きく影響します。できることなら、白米よりも精白されていない玄米や、雑穀米などを食べるようにしましょう。最近は、玄米や雑穀米をおいしく炊ける炊飯器もありますので、苦手意識のあった方も食べやすくなったと思います。

ただし、玄米は消化が悪いので、五歳以下の子どもには食べさせ方の工夫が必要になります。

また、パンやパスタなども全粒粉のものを選び、砂糖や塩なども、砂糖なら黒糖や三温糖、塩なら岩塩など、色のついているものを選んだほうが、ミネラルなどを多く摂ることができます。

精白されていないものは、血糖値が上がりにくいこともポイントです。

マグネシウムは、山の恵みや海の恵みなどの様々なものに少しずつ含まれており、特に、「まごわやさしい」食材には、すべてマグネシウムが含まれています。ですから、自然のものを毎日、多品種食べているだけで、十分にマグネシウムは摂れるともいえます。

「マグネシウムがいいから」と、サプリメントなどで摂ると過剰摂取になってしまうこともあります。自然のものはそれだけでバランスがとれているのです。

17 見えない塩に気を付けよう！

森

お料理する時や食事する時に、なるべく塩や醤油、味噌などの塩分を減らすように気を付けていても、日常的に食べている食材や加工食品に塩分が含まれていては、元も子もありません。普段食べている加工食品には思いのほか、多くの塩分が含まれています。

実は、二〇二〇年から、新たな食品表示制度の施行に伴い、栄養成分のうち、たんぱく質、脂質、炭水化物及びナトリウムの量と熱量は、必ず表示しなければならなくなりました。

ナトリウムについては「食塩相当量」を表示することになったので、ここを見れば、何グラム相当の食塩が入っているかが、以前よりも簡単に分かるようになりました。買い物をしたり調理に使う時は、必ずチェックするようにしてください。

図10　基本的な栄養成分表示

栄養成分表示 〈1個（○g）当たり〉	
熱　　量	○kcal
たんぱく質	○　g
脂　　質	○　g
炭水化物	○　g
食塩相当量	○　g

ここをチェック！

栄養成分表示 食品単位当たり	
熱量	○kcal
たんぱく質	○g
脂質	○g
―飽和脂肪酸	○g
―n-3系脂肪酸	○g
―n-6系脂肪酸	○g
コレステロール	○mg
炭水化物	○g
―糖質	○g
―糖類	○g
―食物繊維	○g
食塩相当量	○g
上記以外の栄養成分	○mg又は ○μg

上記の5種以外に細かい成分が書かれたものも

18 インスタントやレトルト食品を食べるなら、せめてこうする！

森

「脂と塩」が、寿命を縮める悪魔のコンビであるというお話が繰り返しでてきました。脂身の多いお肉に塩を振りかけて食べるのはもちろん、ラーメンやポテトチップス、レトルト食品などの加工品も、たいがい、脂と塩分を多く含んでいます。

食べないに越したことはないですが、もしどうしても食べたいという時は、せめて塩分を排出してくれるカリウムが多い野菜や、塩分を吸着する食物繊維の多い海藻などを一緒に摂るようにしてください。

たとえば、レトルトカレーを使うなら、半量に無塩のトマト缶を混ぜれば、トマトの酸味で味は補えますし、塩分を半分にすることができます。おまけに、トマトにはビタミンやカリウム、抗酸化栄養素もありますから栄養価もアップします。

また、たんぱく質が足りなければ、高野豆腐を入れたり、卵を落としてもいいですね。

インスタントラーメンを食べるときにも、レンジでチンした蒸し野菜をトッピングしたり、ワカメや昆布などの海藻を入れてください。カリウムがナトリウムを排出し、食物繊維がナトリウムを吸着して外に出してくれます。

また、スープの量を減らしたり、二倍量で薄めて量を調節する工夫も必要です。

＊コンビニでカット野菜を買えばもっと手軽

今はコンビニでもカット野菜などを売っています。それを買って電子レンジでチンして蒸し野菜にし、インスタント食品やレトルト食品にトッピングしてみてください。プラスアルファのお金はかかりますが、不健康な食生活を続けていると、身体を壊す可能性が高まります。長く働けなくなり、医療費も多くかかってしまうでしょう。長い目でみれば、健康によい食事をとるためにお金をかけるのは、逆に大きな節約になると思います。

19

お酒を飲むなら スマートウォッチを付けて飲む

家森

長寿地域のお酒の飲み方は、私自身、非常に勉強になりました。

お酒を飲みながらゆっくりと食事をして、みんなで話をしたり歌を楽しむのは、長寿地域のご老人にとって大切なひとときであり、お酒がその潤滑油になっていると感じます。このところ、コロナ禍で人が集まること自体が遠慮されていましたが、人との交わりは、認知症の予防にもなります。お酒を飲むなら、ぜひ一人で飲まずに、人と一緒に、ゆっくり食事をとりながら飲んでほしいものです。

ただし、お酒は飲みすぎると健康に悪いのはもちろんです。私は飲みすぎを防ぐために、心拍数が測れるスマートウォッチを付けて、お酒を飲むようにしています。お酒を飲むと心拍数が上がって心臓に負担がかかります。最近、運動でも、心拍数を上げすぎないで行うことが大事と言われますが、お酒も同じです。ご自身がにこにこしながら運動できるくらいの程度の心拍数を目安として、飲酒時もその心拍数を超えないように、スマートウォッチでチェックしながら飲むとよいでしょう。

どうせ飲むなら体に良いお酒を飲みたいのは皆さん一緒だと思いますが、ポリフェノールが入っているという意味ではワインはよいですね。また、糖分が多いお酒は避けたほうがよいので、そういう意味では糖を抑えた蒸留酒の方がいいとも言えるでしょう。

*ヨーグルトを食べておくとアルコールの吸収が抑えられる

よく言われることですが、アルコールを摂る時は水分もたくさん摂りながら飲んでください。ヨーグルトを先に食べておくと、アルコールの吸収がある程度抑えられる効果があると考えています。

もともと飲酒は、遺伝子によって飲める、飲めないがある程度、決まっています。お酒に弱い人は、決して無理しないようにしてください。

20 「バランス」が何より大事　森

家森先生の世界調査では、大豆や魚が日本人の長寿を支えてきたこと、適塩が長寿の鍵で、そのためにカリウムやマグネシウムを摂ったほうがいいことなど、様々な研究結果が分かってきました。このように「〇〇がよい」というお話を聞かれた時に、皆さんに気を付けてほしいことがあります。それは、過剰摂取です。

＊過剰摂取にならないように気を付ける

たとえば、魚がいいからとたくさん食べるようにしたら、尿酸値が上がってしまった……という方がいらっしゃいました。この方は、それまでも魚介類を十分に摂っていたのに、よいと聞いてさらに増やしたことで、過剰になってしまったのです。

また、野菜をたくさん摂ろうとして野菜料理を増やしたら、塩や油の量も増えてしまって血圧が上がった方もいらっしゃいました。野菜をたくさん摂るのはよいことですが、それに伴って塩分や脂質が増えたら逆効果になってしまいます。

大豆や豆腐製品も、すでに十分にたんぱく質を摂っている方が摂りすぎると、たんぱく質が過剰になることもあり得ます。

健康マニアの方に多いのですが、このように「〇〇が健康によい」と聞いたら、何でもかんでもプラスオンで取り入れてしまうのは危険です。まずはご自身に何が過剰で何が足りていないかをきっちり把握して、過剰なものを減らし足りないものを補うようにバランスを考えながら取り入れることが何より大事です。

西宮市の小学校の子どもたちの研究で、尿を分析し、「カリウムが足りない」「塩分が多い」などのフィードバックをご家庭にしたら、それだけでその後の栄養摂取の変化が確認できました。

このように、まずは、ご自身の状態を正確に把握することが、健康な食生活にも役立つと思います。

おわりに―世界に健康長寿を贈る―

「文藝春秋」二〇二二年四月号～二〇二三年一月号に連載された全一〇回の「世界最高の長寿食」は、おかげさまで多くの方々から長寿食実践についての問い合わせ等もいただき、このたび文春新書として実践に役立つ一章を加えて刊行されました。

思えば、医師になれば人助けができる、と心意気に燃えて京都大学医学部附属病院でインターンをしていた頃、お世話した入院患者様の多くの方々は、治療の甲斐《かい》なく亡くなりました。中でも一九六〇年代、日本人の第一死因であった脳卒中は、今なお〝寝たきり〟の原因であり、「病気を診断して治療する」という医療の主要な使命には厳しい限界があることを知りました。そこで、〝病気を一つでも無くしたい〟という気持ちから基礎の病理学を専攻し、一〇年かけて脳卒中ラットを開発しました。この脳卒中ラットの開発で、脳卒中になってから「診断→治療」するのではなく、ならないように「予知→予防」できる、病む人なき先制医療の黎明が迎えられる、と確信しました。

しかし、動物実験で実証された「脳卒中は予防できる」という福音をヒトで検証するためには、「人は血管と共に老いる」と言われるように寿命に関係する血管の主要な病気、脳卒中と心筋梗塞がどのような栄養状況でおこるかを精査するほかなく、そのため、世界保健機関（WHO）の専門委員会に国際共同研究を提案したところ、多くの方々のご協力をいただき、世界六一地域での健診が可能となりました。健診に協力してくださったボランティアの健診参加者や、チベット、アフリカなど健診が困難な地域で二四時間尿を集めるという地道な努力を続けてくださった多くの学生や助手、共同研究者の方々、関係先の多くのスタッフの尽力と、研究の日々を支え続けてくれた家族がいてくれたからこそ、四〇年近くをかけた世界研究を成し得たのです。

二〇一一年の東日本大震災の後、津波の被害を免れた気仙沼の水産加工場を訪れ、世界研究の話と共に、日本の水産加工品は世界を元気にする力があることを高校生たちに話したことがありました。あれから一二年たった今年、気仙沼産の魚介類を活用した「おさかなソーセージ」があることを知りました。当時、話をした高校生たちのことを思い返し、私にはそのソーセージがあの大津波で残ったたった一本の松のように見えました。

日本は食品メーカーや地元企業の努力もあり、このような魚介類のみならず、健康に役立つ大豆の加工技術が大変優れていますので、日常的に適塩で魚・大豆を摂取できる加工食品が健康長寿へ繋がる道を拓くのではと期待しています。

日本でも気候の厳しい東北の地で生まれたこのような食品が、生活習慣病の多発で寿命が短く、魚や大豆を食べる習慣のない欧米やアフリカ、インドやその他の世界の人々に健康長寿を贈ることも可能になる日がくると信じて、あとがきといたします。

終りにあたり、「文藝春秋」の連載でお世話になりました、倉林里実様、井上敬子様、そして文春新書をおまとめくださった熊谷未希様に深甚の感謝を捧げます。

家森幸男（やもり　ゆきお）

医学博士。1937年、京都市生まれ。京都大学大学院医学研究科博士課程修了後、同大学医学部助教授、島根医科大学（現・島根大学医学部）教授などを歴任。京都大学名誉教授、武庫川女子大学教授、同大学国際健康開発研究所長。健康長寿の秘密を探るべく、ＷＨＯの研究センターを創設し、世界25か国61の地域で約40年にわたり健診を続ける。1998年、予防栄養学への貢献により紫綬褒章を受章。日本脳卒中学会賞、米国心臓学会高血圧賞、日本循環器学会賞、ベルツ賞、杉田玄白賞など受賞。85歳となった今も、食と健康の研究を続けている。『「長寿食」世界探検記』（ちくま文庫）、『大豆は世界を救う』（法研）、『遺伝子が喜ぶ「奇跡の令和食」』（集英社インターナショナル）など著書多数。

文春新書

1412

80代《だい》現役《げんえき》医《い》師《し》夫《ふう》婦《ふ》の賢《けん》食《しょく》術《じゅつ》

2023年６月20日　第１刷発行

著　者　家　森　幸　男
発行者　大　松　芳　男
発行所　㍿　文　藝　春　秋

〒102-8008　東京都千代田区紀尾井町3-23
電話（03）3265-1211（代表）

印刷所　大日本印刷
製本所　大　口　製　本

定価はカバーに表示してあります。
万一、落丁・乱丁の場合は小社製作部宛お送り下さい。
送料小社負担でお取替え致します。

ISBN978-4-16-661412-7